TMS + EMS

MEDIZINISCH-NATURWISSENSCHAFTLICHES GRUNDVERSTÄNDNIS

DAS ÜBUNGSBUCH

1. AUFLAGE

Med Gurus
VERLAG

Zuschriften, Lob und Kritik bitte an

MedGurus Verlag
Am Bahnhof 1
74670 Forchtenberg
Deutschland

Email: buecher@medgurus.de

Bibliografische Information der Deutschen Nationalbibliothek

Die Deutsche Nationalbibliothek verzeichnet diese Publikation in der Deutschen Nationalbibliografie; detaillierte bibliografische Daten sind im Internet über http://dnb.dnb.de abrufbar.

1. Auflage Januar 2016

Layout: Marte Kiessling
Satz: Leonie Ambrosius
Umschlag: Baska Wolna

Druck und Bindearbeit: Schaltungsdienst Lange, Berlin

Printed in Germany
ISBN-13: 978-3-944902-24-1

INHALTSVERZEICHNIS

1 VORWORT

Hinter dem Namen **MedGurus** steht eine Initiative von motivierten Medizinstudenten und approbierten Ärzten, die es sich zur Aufgabe gemacht haben Medizininteressierten zu ihrem Studienplatz zu verhelfen. Es ist uns ein Anliegen Chancengleichheit bei der Vorbereitung auf den Medizinertest herzustellen und keine Selektion durch überteuerte Vorbereitungskurse und -materialien zu betreiben. Wir haben daher in den vergangenen Jahren viel Zeit und Herzblut in die Erstellung von Vorbereitungskursen und Übungsmaterialien für den Medizinaufnahmetest investiert, um Dir diese Bücher und Kurse zu studentisch fairen Preisen anbieten zu können. In dieser Zeit hatten wir das Glück und die Gelegenheit mehrere tausend Medizininteressierte auf ihrem Weg zum Studienplatz begleiten zu dürfen.

Das Konzept unserer Buchreihe ist simpel. Der Leitfaden zum TMS & EMS und der Mathe Leitfaden für den TMS & EMS erklären Dir umfangreich und anhand von verständlichen Beispielen die Lösungsstrategien zu den einzelnen Untertests des TMS & EMS. Mit unseren Übungsbüchern hast Du im Anschluss die Möglichkeit anhand der zahlreichen Übungsaufgaben zu den jeweiligen Untertests, die beschriebenen Lösungsstrategien ausgiebig einzustudieren. Zum Abschluss Deiner Vorbereitung kannst Du Deine Fähigkeiten dann mit unserer TMS Simulation realistisch prüfen.

Unsere TMS & EMS Buchreihe wird dabei jedes Jahr auf den neuesten Stand gebracht und an die aktuellen Änderungen im TMS und EMS angepasst.

Für Dein Feedback zu unseren Büchern haben wir immer ein offenes Ohr. Deine Wünsche, Anregungen und Verbesserungsvorschläge setzen wir gerne um. Wir sind für Dich immer unter der folgenden E-Mail-Adresse erreichbar: **buecher@medgurus.de**

Du findest uns unter **www.facebook.com/medgurus** bzw. **„MedGurus Vorbereitung & Verlag"**. Hier veröffentlichen wir ebenfalls regelmäßig Neuigkeiten zum Medizinertest.

Im Übrigen werden fünf Prozent der Gewinne der **MedGurus** für karitative Zwecke gespendet. Detaillierte Informationen zu unseren geförderten Projekten findest Du auf unserer Homepage **www.medgurus.de**.

Jetzt wünschen wir Dir viel Spaß bei der Bearbeitung dieses Buches, eisernes Durchhaltevermögen für die Vorbereitung und nicht zuletzt großen Erfolg für den TMS und EMS!

Dein Autorenteam

Alexander Hetzel, Constantin Lechner und Anselm Pfeiffer

Mehr unter **www.medgurus.de** – **Eine Initiative von und für Studenten**

EINLEITUNG

2 TIPPS UND BEARBEITUNGSSTRATEGIEN

2.1 ALLGEMEINES UND AUFBAU

Beim medizinisch-naturwissenschaftlichen Grundverständnis müssen im EMS 20 Aufgaben in 50 Minuten und im TMS 24 Aufgaben in 60 Minuten bearbeitet werden. In diesen Aufgaben werden kurze aber komplexe Sachverhalte geschildert, die einen medizinischen oder naturwissenschaftlichen Hintergrund haben. Zu jedem Text werden Aussagen getätigt, die es auf ihre Richtigkeit zu überprüfen gilt. Die Aufgabenstellung ähnelt also der des Untertests Textverständnis, jedoch sind die Texte hier bedeutend kürzer und es wird zu jedem Text stets nur eine Frage gestellt. Zudem werden auch bei diesem Untertest keine Vorkenntnisse vorausgesetzt. Jedoch ist speziell in diesem Untertest Vorwissen, vor allem aus dem Bereich der Physiologie, von Vorteil, da sich die Aufgaben mit den entsprechenden Kenntnissen bedeutend leichter und schneller lösen lassen.

Grundsätzlich soll in diesem Untertest Deine Fähigkeit geprüft werden, komplexe Informationen aus einem Text aufzunehmen und daraus korrekte Schlussfolgerungen abzuleiten.

Es werden **Themen aus drei medizinischen Gebieten** geprüft:

1. Vorgänge im menschlichen Organismus; z.B. Regulierung des Säure-Basenhaushalts, des Blutdrucks oder der Herzfrequenz
2. Anatomische Verläufe und Versorgungsgebiete von Nerven oder Blutgefäßen
3. Bilanzierung von aufgenommenen und abgegebenen Stoffen im Rahmen bestimmter Stoffwechselprozesse

   (Vgl. Test Info´07. Version A. Eignungstest für das Medizinstudium (EMS)., 2007)

2.2 KORREKTUREN, NEUIGKEITEN, LOB UND KRITIK

Leider kommt es trotz intensiver Bemühungen hin und wieder zu kleinen Fehlern. Daher haben wir zu jedem Buch eine Seite auf unserer Homepage eingerichtet auf der Du alle Korrekturen zur aktuellen Auflage findest. Falls Dir ein Fehler auffällt, der dort noch nicht korrigiert ist, teile uns diesen bitte per Mail an **buecher@medgurus.de** mit oder poste ihn direkt auf der Seite. Zudem veröffentlichen wir hier auch aktuelle Änderungen und Informationen zum TMS und EMS. Folge einfach dem nebenstehenden QR-Link.

Wir freuen uns über jegliche Art von Kritik, die uns hilft unsere Bücher weiter zu verbessern. Darum wäre es toll, wenn Du uns Deine Meinung zu diesem Buch mitteilst. Schicke dazu einfach eine E-Mail an **buecher@medgurus.de**. Danke für Deine Hilfe!

2.3 BEARBEITUNGSTIPPS

Da man sich bei diesem Untertest, ähnlich wie beim Textverständnis, mit einem strukturierten Vorgehen viel Zeit und noch mehr Fehler ersparen kann, solltest Du das im Folgenden erklärte **schrittweise Bearbeitungsschema** von Anfang an beherzigen. Im Übrigen, wer den Untertest Textverständnis und die dort beschriebenen Strategien (Unterstreichungen, Notizen, Skizzen) anhand von unserem **Übungsbuch Textverständnis** (siehe Bücherempfehlungen) einstudiert, hat schon einen großen Teil der Vorbereitung auf diesen Untertest erledigt, da das Verstehen und Analysieren komplexer Sachverhalte beim Textverständnis optimal trainiert wird. Im Folgenden erklären wir Dir die wichtigsten Lösungsschritte bei der Bearbeitung der Aufgaben des Untertests **medizinisch-naturwissenschaftliches Grundverständnis**:

1. **Immer die Aufgabenstellung zuerst lesen**
   Diese Strategie hat zwei Vorteile. Wenn Du Dich bei dem Thema bereits auskennst, kannst Du versuchen die Aufgabe ohne Lesen des Begleittextes zu beantworten. Zudem sind die Fragestellungen teilweise sehr spezifisch, sodass Du Dich beim Lesen des Begleittextes bereits auf die relevanten Informationen konzentrieren kannst.

2. **Aktives Lesen**
   Du solltest beim ersten Lesen darauf achten alle Fakten (Zahlen, Daten und Eigennamen), Fremdwörter und Fachausdrücke zu unterstreichen, um die wichtigsten Inhalte hervorzuheben. Von besonderer Bedeutung sind bei diesem Untertest vor allem Aussagen oder Verben, die einen Zusammenhang zwischen zwei Größen herstellen. Solche Verben sind z.B. „verringern", „verstärken", „hemmen", „stimulieren", „setzen sich zusammen aus", „entsteht in", „wirken auf" und viele mehr. Wie beim Textverständnis, so gilt auch hier **Reduktion auf das Wesentliche**.

3. **Skizze anfertigen!**
   Bei komplexen inhaltlichen Zusammenhängen, die bei den anspruchsvollen Aufgaben formuliert werden, ist es sehr hilfreich, die Beziehungen graphisch darzustellen. Komplexe Aufgaben zur Anatomie, Stoffwechselabläufen oder Regelkreisen lassen sich dadurch schnell vereinfachen. Es empfiehlt sich jedoch nicht, für jede Aufgabe gewohnheitsgemäß eine Skizze zu zeichnen. Das würde zu viel Zeit in Anspruch nehmen. Daher solltest Du Dich auf die Aufgaben beschränken, bei denen Du das Gefühl hast, Dir den Zusammenhang verdeutlichen zu müssen.

4. **Kombinationsantworten zum eigenen Vorteil nutzen**
   Bei Kombinationsantworten ist es hilfreich, Dir zuerst die Aussage vorzunehmen, die am häufigsten in den fünf Antwortmöglichkeiten vorkommt. Soll Aussage I in Antwort (A), (B) und (E) überprüft werden, so lohnt es sich mit dieser Aussage zu beginnen. Wenn sie falsch ist, kann nur noch Antwort (C) oder (D) die gesuchte sein. Es reicht also, die Aussage (C) zu überprüfen und im Ausschlussverfahren (D) anzukreuzen.

2.4 BEISPIELAUFGABEN

Im Folgenden haben wir vier Beispielaufgaben für Dich erstellt, anhand derer Du das strukturierte Bearbeiten der Aufgaben einstudieren kannst. Wir empfehlen Dir die Aufgaben zunächst eigenständig zu bearbeiten, bevor Du die Musterlösungen in diesem Kapitel zu Rate ziehst. Dadurch wird der Lerneffekt deutlich verstärkt und Du erkennst, welche Details und Zusammenhänge Dir möglicherweise entgangen sind. Versuche auch zu jeder Aufgabe eine eigene Skizze anzufertigen und vergleiche diese im Anschluss mit unseren Musterskizzen. Das Zeichnen von Skizzen ist eine essenzielle Fähigkeit für diesen Untertest und kann nicht oft genug trainiert werden.

1. Venen transportieren Blut aus der herzfernen Umgebung zum Herzen und von der Oberfläche in die Tiefe. Die Vena femoralis („Oberschenkelvene") ist ein kräftiges, venöses Blutgefäß, das den Verlauf der Vena poplitea fortsetzt, die längs der Kniekehle verläuft. Sie zählen zu den tiefen Beinvenen. In ihrem körpernahen Abschnitt tritt die Vena femoralis gemeinsam mit der oberflächlich liegenden Arteria femoralis und dem Nervus genitofemoralis unter dem Leistenband hindurch. Kurz zuvor nimmt sie die Vena profunda femoris aus der Tiefe des Oberschenkels und die oberhalb der Muskelfaszie verlaufende Vena saphena magna auf, die zu den oberflächlichen Beinvenen gehört. Eine Thrombose ist ein Blutgerinnsel in einem Gefäß, welches den Blutfluss zurückstaut und hauptsächlich in den tiefen Beinvenen auftritt.

   Welche der folgenden Aussagen trifft demnach zu?

   (A) Bei einer Thrombose der Oberschenkelvene in Höhe des Leistenbandes kommt es zum Rückstau des Blutes in die oberflächlichen und tiefen Beinvenen.
   (B) Wegen der relativ tiefen Lage ist die Arteria femoralis unter dem Leistenband schlecht zu ertasten.
   (C) Eine tiefe Beinvenenthrombose findet sich vornehmlich in der Vena saphena magna.
   (D) Die Vena profunda femoris mündet in die Vena poplitea.
   (E) Die Flussrichtung der Vena saphena magna verläuft von der tief verlaufenden Vena femoralis in Richtung Oberfläche.

Bearbeitungsstrategie Schritt für Schritt

1. Schritt: Aktives Lesen

Folgende Begriffe hättest Du unterstreichen können, um Dir den Text zu strukturieren.

Venen transportieren Blut aus der herzfernen Umgebung zum Herzen und von der Oberfläche in die Tiefe. Die Vena femoralis („Oberschenkelvene") ist ein kräftiges, venöses Blutgefäß, das den Verlauf der Vena poplitea fortsetzt, die längs der Kniekehle verläuft. Sie zählen zu den tiefen Beinvenen. In ihrem körpernahen Abschnitt tritt die Vena femoralis gemeinsam mit der oberflächlich liegenden Arteria femoralis und dem Nervus genitofemoralis unter dem Leistenband hindurch. Kurz zuvor nimmt sie die Vena profunda femoris aus der Tiefe des Oberschenkels und die oberhalb der Muskelfaszie verlaufende Vena saphena magna auf, die zu den oberflächlichen Beinvenen gehört. Eine Thrombose ist ein Blutgerinnsel in einem Gefäß, welches den Blutfluss zurückstaut und hauptsächlich in den tiefen Beinvenen auftritt.

2. Schritt: Skizze anfertigen

Nach dieser Analyse des Textes hättest Du folgende Skizze anfertigen können, um Dir eine bessere Übersicht über die Lage der anatomischen Strukturen zu verschaffen. Bitte beachte, dass wir der Übersichtlichkeit halber keine Abkürzungen in der Skizze verwendet haben. Du solltest dies bei der Erstellung der Skizzen allerdings unbedingt beherzigen, da Du Dir damit viel Zeit sparst und Deine Skizzen deutlich übersichtlicher werden.

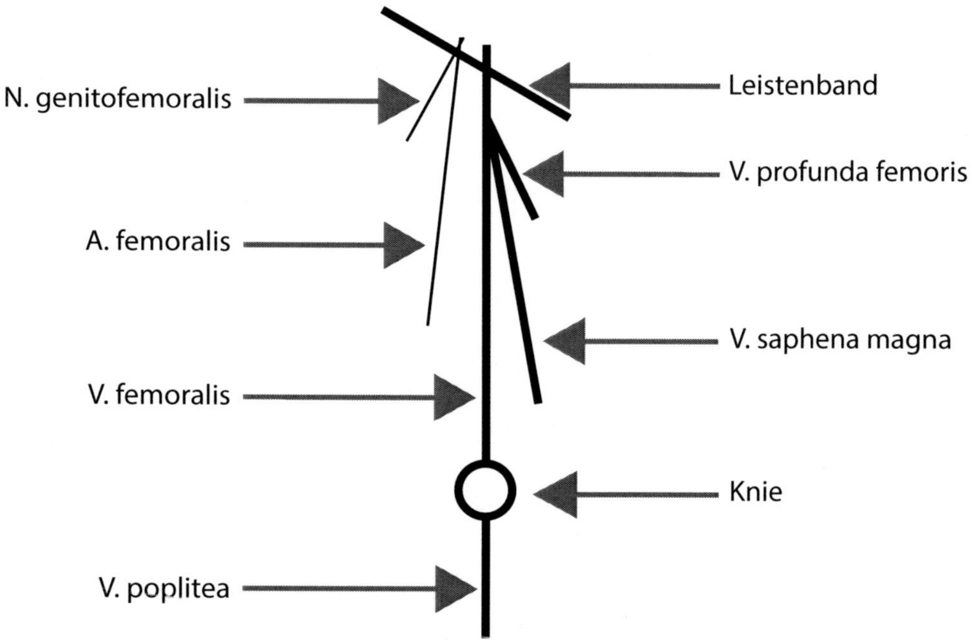

3. Schritt: Kombinationsantworten zum eigenen Vorteil nutzen

Da hier keine Kombinationsantwortmöglichkeiten gegeben wurden, kannst Du Dich direkt auf die Beantwortung der Aussagen konzentrieren.

Aussage (A): Antwort (A) ist korrekt, da sich erstens bei einer Thrombose das Blut zurückstaut und zweitens die oberflächlichen Venen bereits vor dem Leistenband in die tiefen Venen münden und sich das Blut somit bei einem Gerinnsel in beide Anteile zurückstauen würde. **Aussage (B):** Falsch, die Arteria femoralis liegt tief. **Aussage (C):** Falsch, die Thrombosen treten vor allem im tiefen System auf. **Aussage (D):** Falsch, die V. profunda femoris mündet in die V. femoralis. **Aussage (E):** Falsch, die Flussrichtung ist von der Oberfläche in die Tiefe.

2. Der Pupillenlichtreflex stellt die unwillkürliche Anpassung der Pupille des Auges auf veränderte Lichtverhältnisse der Umgebung dar. Durch diese reflektorische Regelung des Lichteinfalls durch die Pupille wird eine rasche Anpassung an plötzliche Wechsel der Helligkeit gewährleistet. Dem Pupillenreflex liegt dabei ein komplexer Reflexbogen zugrunde. Der vermehrte Lichteinfall wird dabei von lichtempfindlichen Rezeptoren der Netzhaut des Auges über den Nervus opticus und den Tractus opticus zur Area pretectalis geleitet. Von dort aus wird die Information an die Edinger-Westphal-Kerne beider Mittelhirnhälften, sowohl links als auch rechts, weitergeleitet. In den Edinger-Westphal-Kernen kommt es nun zu einer Umschaltung auf die parasympathischen Anteile des jeweils gleichseitigen N. oculomotorius, der im weiteren Verlauf über das Ganglion ciliare zum gleichseitigen Musculus sphincter pupillae zieht und diesen kontrahiert, wodurch sich die Pupille verengt.

   Welche Aussage(n) zur Prüfung des Pupillenreflexes lassen sich aus dem Text ableiten:

   I. Bei Durchtrennung des Nervus opticus des linken Auges, kommt es bei Beleuchtung des rechten Auges zu keiner Verengung der Pupille des linken Auges.
   II. Bei Durchtrennung des N. oculomotorius des rechten Auges kommt es bei Beleuchtung des rechten Auges zu einer Verengung der linken Pupille.
   III. Die Durchtrennung des Tractus opticus eines Auges führt zur Pupillenstarre des gleichen Auges.

   (A) Keine Aussage lässt sich ableiten.
   (B) Nur Aussage II lässt sich ableiten.
   (C) Nur die Aussagen II und III lassen sich ableiten.
   (D) Nur die Aussagen I und II lassen sich ableiten.
   (E) Alle Aussagen lassen sich ableiten.

Bearbeitungsstrategie Schritt für Schritt

1. Schritt: Aktives Lesen

Es werden wieder die wichtigen Begriffe im Text markiert und Verben, die einen Zusammenhang herstellen, unterstrichen.

Der Pupillenlichtreflex stellt die unwillkürliche Anpassung der Pupille des Auges auf veränderte Lichtverhältnisse der Umgebung dar. Durch diese reflektorische Regelung des Lichteinfalls durch die Pupille wird eine rasche Anpassung an plötzliche Wechsel der Helligkeit gewährleistet. Dem Pupillenreflex liegt dabei ein komplexer Reflexbogen zugrunde. Der vermehrte Lichteinfall wird dabei von lichtempfindlichen Rezeptoren der Netzhaut des Auges über den Nervus opticus und den Tractus opticus zur Area pretectalis geleitet. Von dort aus wird die Information an die Edinger-Westphal-Kerne beider Mittelhirnhälften, sowohl links als rechts, weitergeleitet. In den Edinger-Westphal-Kernen kommt es nun zu einer Umschaltung auf die parasympathischen Anteile des jeweils gleichseitigen N. oculomotorius, der im weiteren Verlauf über das Ganglion ciliare zum gleichseitigen Musculus sphincter pupillae zieht und diesen kontrahiert, wodurch sich die Pupille verengt.

2. Schritt: Skizze anfertigen

Schwarze Pfeile symbolisieren die Weiterleitung des Lichtreizes, graue Pfeile symbolisieren die Weiterleitung mittels des N. oculomotorius.

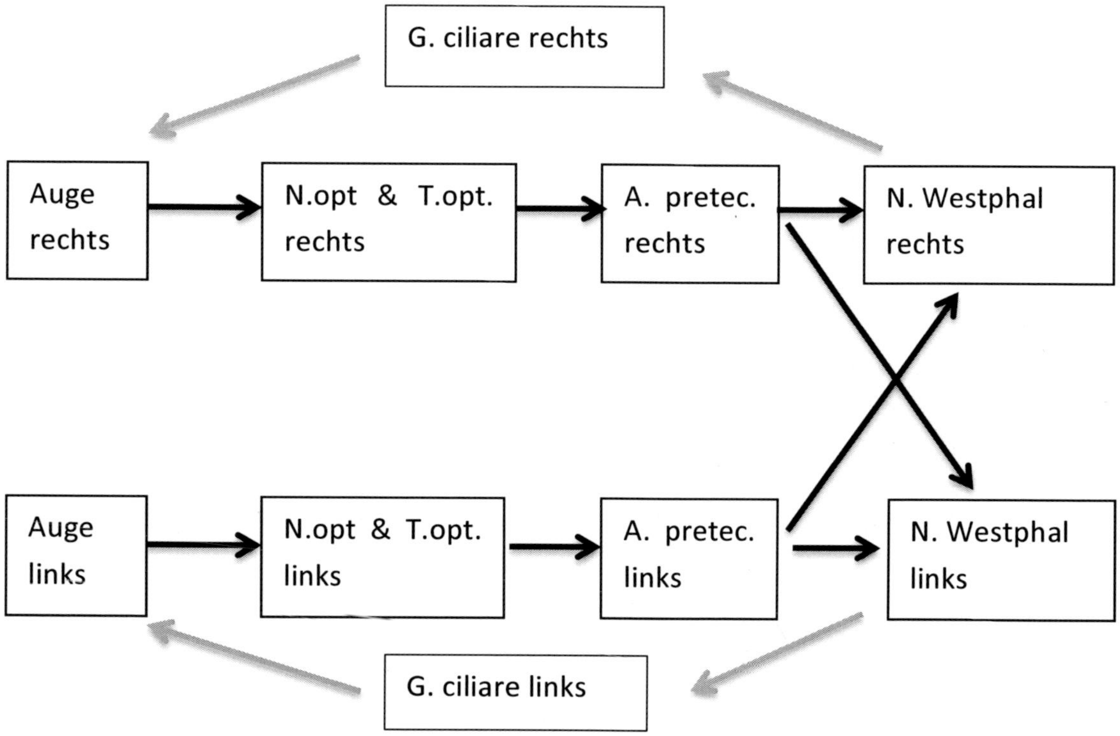

3. Schritt: Kombinationsantworten zum eigenen Vorteil nutzen.

Aussage II kommt hier viermal vor, in (B), (C), (D), (E). Es bietet sich also an mit dieser Aussage zu beginnen, in der Hoffnung, dass sie falsch ist. Dann wäre Antwort (A) die gesuchte.

Aussage II: Trotz der Durchtrennung des N. occulomotorius rechts, der die rechte Pupille reflexionsartig kontrahieren lassen würde, besteht noch durch die Umschaltung auf die andere Mittelhirnhälfte die intakte „Leitung" auf die linke Seite. Das linke Auge kann somit noch kontrahieren und die Aussage ist korrekt. Leider hat hier das Ausnutzen der Kombinationsantworten nicht zur erhofften Zeitersparnis geführt und die beiden verbleibenden Aussagen müssen noch überprüft werden.

Aussage I: Falsch, trotz der Durchtrennung des linken N. opticus kommt es bei Beleuchtung des rechten Auges zur Kontraktion der linken Pupille, da die Pupillenkontraktion durch den N. oculomotorius und nicht durch den N. opticus verursacht wird.

Aussage III: Ähnlich wie Aussage I. Falsch, da die Pupillenkontraktion durch die Umschaltung im Mittelhirn von der Gegenseite noch intakt ist. Die korrekte Lösung ist demnach **Antwort (B)**.

3. Die Synthese und Sekretion von Cortisol steht unter hypothalamisch-hypophysärer Kontrolle. ACTH wird im Hypophysenvorderlappen synthetisiert und ausgeschüttet und stimuliert die Sekretion von Cortisol aus der Nebennierenrinde in den Blutkreislauf. CRH, das im Hypothalamus gebildet wird, stimuliert im Hypophysenvorderlappen die ACTH Synthese und Sekretion. CRH wird pulsatil ca. 4 mal/h ausgeschüttet, wobei die Frequenz tageszeitlichen Schwankungen unterworfen ist. CRH zwingt seine rhythmische Ausschüttung auch der Sekretion von ACTH und folglich Cortisol auf. Die Plasmakonzentration von Cortisol ist unter normalen Umständen morgens am höchsten und abends am niedrigsten. Blutunterzucker, Fieber, Kälte, Hitze, Infektionen, Blutdruckabfall, Sauerstoffmangel, Schmerz und Depression stimulieren die Freisetzung von CRH. Cortisol oder synthetisch hergestellte Cortisole, wie Dexamethason, unterdrücken die CRH Sekretion, da es dieselben Feedbackrezeptoren anspricht wie Cortisol.

   Welche der folgenden Aussagen trifft demnach zu?

   (A) Niedrige Cortisolspiegel im Blut hemmen die Sekretion von ACTH.
   (B) Verabreicht man Dexamethason und ein Abfall der Blutwerte von Cortisol bleibt aus, müsste man eine eigenständige Cortisol-Produktion oder ACTH-Produktion in einem Tumor vermuten.
   (C) Für den Dexamethasontest zur Unterdrückung der Cortisol Sekretion ist die Einhaltung des gleichen Zeitpunkts für die tägliche Messung des Cortisol-Blutspiegels, als auch für die Verabreichung des Medikaments, vernachlässigbar.
   (D) Insulin, das den Blutzucker senkt, führt nach Verabreichung zur Hemmung der ACTH und Cortisolsekretion.
   (E) Die Frequenz der CRH Sekretion ist abends höher als morgens.

Bearbeitungsstrategie Schritt für Schritt

1. Schritt: Aktives Lesen

Die Synthese und Sekretion von Cortisol steht unter hypothalamisch-hypophysärer Kontrolle. ACTH wird im Hypophysenvorderlappen synthetisiert und ausgeschüttet und stimuliert die Sekretion von Cortisol aus der Nebennierenrinde in den Blutkreislauf. CRH, das im Hypothalamus gebildet wird, stimuliert im Hypophysenvorderlappen die ACTH Synthese und Sekretion. CRH wird pulsatil ca. 4 mal/h ausgeschüttet, wobei die Frequenz tageszeitlichen Schwankungen unterworfen ist. CRH zwingt seine rhythmische Ausschüttung auch der Sekretion von ACTH und folglich Cortisol auf. Die Plasmakonzentration von Cortisol ist unter normalen Umständen morgens am höchsten und abends am niedrigsten. Blutunterzucker, Fieber, Kälte, Hitze, Infektionen, Blutdruckabfall, Sauerstoffmangel, Schmerz und Depression stimulieren die Freisetzung von CRH. Cortisol oder synthetisch hergestellte Cortisole, wie Dexamethason, unterdrücken die CRH Sekretion, da es dieselben Feedbackrezeptoren anspricht wie Cortisol.

2. Schritt: Skizze zeichnen

Hierbei steht das Viereck für den Hypothalamus, die Ellipse für die Hypophyse und das Dreieck für die Nebenniere.

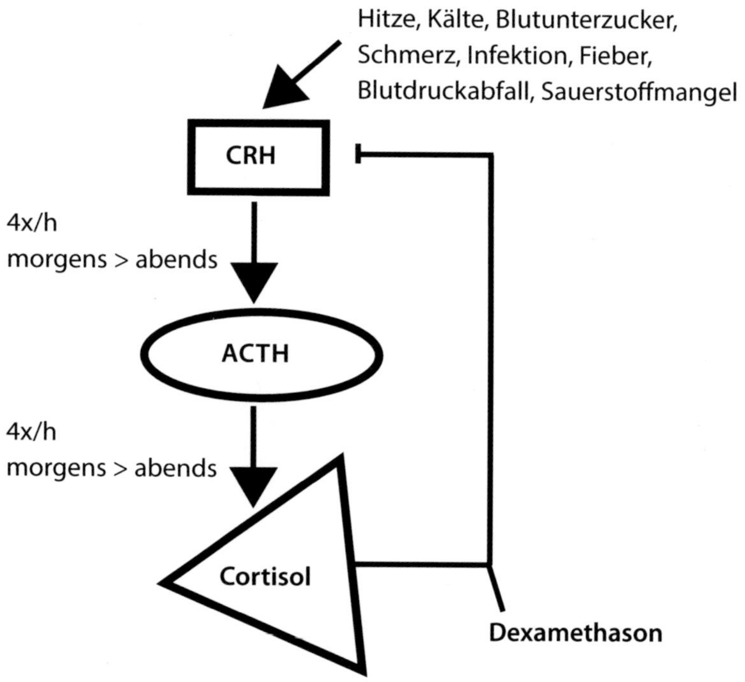

3. Schritt: Aussagen auf ihre Richtigkeit überprüfen, da hier keine Kombinationsantworten gegeben sind.

Aussage (A): Aus der Skizze sowie aus dem Text ist schnell zu erkennen, dass ein niedriger Cortisolspiegel die CRH und damit die ACTH Sekretion steigert.

Aussage (B): Richtig, da a) Dexamethason zum Abfall der Cortisol Sekretion führt und b) die Schlussfolgerung richtig ist.

Aussage (C): Falsch, da aufgrund der tageszeitlichen Schwankung des Cortisolspiegels, die Gabe zu einem bestimmten Zeitpunkt und die Messung zu einem festgelegten Zeitpunkt obligat ist.

Aussage (D): Falsch, Insulin senkt den Blutzucker und führt somit zur gesteigerten Sekretion von CRH, ACTH und Cortisol.

Aussage (E): Falsch, der Cortisolspiegel ist morgens höher als abends und damit die Frequenz der Ausschüttung ebenso.

4. Hormone induzieren Enzyme und regeln dadurch unter anderem den Glucosestoffwechsel des menschlichen Körpers. Insulin und Glugacon sind dabei die wichtigsten hormonellen Gegenspieler, sie wirken bei allen weiter unten beschriebenen Vorgängen antagonistisch, also genau gegensätzlich. Insulin bewirkt die Aufnahme von Glucose aus dem Blut in die Zellen. Der Abbau von Glucose wird Glykolyse genannt, während der Aufbau von Glykogen, die Speicherform der Glucose, als Glykogenese bezeichnet wird. Beide Vorgänge werden von Insulin verstärkt. Unter einer Neubildung von Glucose aus Nicht-Zuckern versteht man die Gluconeogenese, Insulin unterdrückt diesen Vorgang. Der Abbau von Glykogen zu Glucose wird als Glykogenolyse bezeichnet, dieser Prozess wird vornehmlich bei Hunger durch das Hormon Glucagon induziert.

   Welche der folgenden Aussagen trifft demnach zu?

   (A) Der Blutzuckerspiegel, also die Blutkonzentration von Glucose, wird durch die Ausschüttung von Insulin gesenkt.
   (B) Glucagon fördert den Aufbau von Glykogen.
   (C) Glucagon hemmt die Gluconeogenese.
   (D) Insulin wirkt hemmend auf die Glykolyse.
   (E) Zu wenig Insulin, z.B. bei einem Diabetiker, führt zu einem erhöhten Blutzuckerspiegel durch den verstärkten Abbau von Glucose.

Bearbeitungsstrategie Schritt für Schritt

1. Schritt: Aktives Lesen

Hormone induzieren Enzyme und regeln dadurch unter anderem den Glucosestoffwechsel des menschlichen Körpers. Insulin und Glugacon sind dabei die wichtigsten hormonellen Gegenspieler, sie wirken bei allen weiter unten beschriebenen Vorgängen antagonistisch, also genau gegensätzlich. Insulin bewirkt die Aufnahme von Glucose aus dem Blut in die Zellen. Der Abbau von Glucose wird Glykolyse genannt, während der Aufbau von Glykogen, die Speicherform der Glucose, als Glykogenese bezeichnet wird. Beide Vorgänge werden von Insulin verstärkt. Unter einer Neubildung von Glucose aus Nicht-Zuckern versteht man die Gluconeogenese, Insulin unterdrückt diesen Vorgang. Der Abbau von Glykogen zu Glucose wird als Glykogenolyse bezeichnet, dieser Prozess wird vornehmlich bei Hunger durch das Hormon Glucagon induziert.

2. Schritt: Tabelle anlegen

Mit Hilfe dieser Tabelle können die Antworten (B)-(E) schnell und sicher ausgeschlossen werden. Die richtige Antwort lautet also (A).

	Insulin	**Glucagon**
Glucose in Zelle	+	-
Glykolyse	+	-
Gluconeogenese	-	+
Glykogen	Bildung	Abbau

ÜBUNGSAUFGABEN

3 ÜBUNGSAUFGABEN

3.1 ERSTE SIMULATION

Mit den folgenden Aufgaben wird das Verständnis für naturwissenschaftliche und medizinische Sachverhalte geprüft. Dabei geht es darum, komplexe naturwissenschaftliche Texte zu verstehen und daraus logische Schlüsse ableiten zu können.
Bei jeder Aufgabe ist die im Sinne der Fragestellung zutreffende Lösung auf dem Antwortbogen zu markieren.
Zur Bearbeitung der folgenden **24 Aufgaben** stehen **60 Minuten** zur Verfügung.

1. Lebewesen werden durch das Heranziehen unterschiedlicher Kriterien klassifiziert. Ein Kriterium ist die Art der Energiegewinnung, wobei die Energie entweder aus Sonnenlicht durch Photosynthese (phototroph) oder aus chemischen Verbindungen (chemotroph) gewonnen werden kann. Ein weiteres Kriterium ist die Art der Kohlenstoffquelle, die Lebewesen für den Aufbau eigener Verbindungen nutzen. Lebewesen, die organische Verbindungen nutzen, nennt man heterotroph, während Lebewesen, die Kohlenstoffdioxid (CO2) verwenden, autotroph genannt werden. Man kann heterotrophe Lebewesen in Konsumenten (ernähren sich von anderen Lebewesen) und Destruenten (ernähren sich von totem, organischem Material) unterteilen. Autotrophe Lebewesen werden als Produzenten bezeichnet. Viren werden im Gegensatz zu Bakterien nicht zu den Lebewesen gerechnet. Sie können sich zwar vermehren, benötigen hierzu allerdings eine Wirtszelle, auf deren Stoffwechsel sie angewiesen sind. [1]

   Welche der folgenden Aussagen zu Lebewesen ist falsch?

   (A) Viren besitzen keinen eigenen Stoffwechsel.
   (B) Nur heterotrophe Bakterien werden als Lebewesen angesehen.
   (C) Bakterien, die ihre Energie aus anorganischem Schwefel gewinnen und organische Verbindungen aus CO2 synthetisieren, nennt man autotroph.
   (D) Pflanzen sind phototrophe Lebewesen.
   (E) Der Mensch ist ein Konsument.

1 Hauber 2010

2. Zellmembranen bestehen aus einer Doppelschicht amphiphiler Lipide, die aus einem hydrophilen (= lipophoben, also wasserlöslichen) und einem hydrophoben (= lipophilen, also wasserunlöslichen) Anteil zusammengesetzt sind. Die zwei Schichten sind so angeordnet, dass die jeweils hydrophoben Anteile einander zugewandt und die hydrophilen Teile dem intra- bzw. extrazellulären Raum zugewandt sind. Dadurch bildet sich eine hydrophobe Barriere, die hydrophile Stoffe nicht durchlässt, während lipophile Stoffe hindurch diffundieren können. Hydrophile Stoffe können nur mit Hilfe eingelagerter Proteine die Zellmembran passieren. Von diesen Proteinen gibt es verschiedene Arten, deren Durchlässigkeit von verschiedenen chemischen Funktionen reguliert wird und die in aktive (energieabhängige) und passive (energieunabhängige) Transporter unterteilt werden.[2]

Welche der folgenden Aussagen zur menschlichen Zellmembran ist richtig?

(A) Die Zellmembran stellt eine Barriere für sämtliche Stoffe des Extrazelluläraums dar.
(B) Eine Diffusion über die Zellmembran hinweg ist nur in eine Richtung möglich.
(C) Hydrophile Stoffe können die Membran ausschließlich über aktive Transporter passieren.
(D) Hydrophobe Stoffe können ohne Transporter durch die Zellmembran diffundieren.
(E) Zellmembranen bestehen aus einer einfachen Schicht amphiphiler Lipide.

2 Lüllmann-Rauch 2012

3. Die Erbinformation aller Lebewesen ist in Nukleinsäuren gespeichert, wobei hier Desoxyribonukleinsäure DNA und Ribonukleinsäure RNA unterschieden wird. Um ein Protein (Eiweißmolekül), welches aus Aminosäuren zusammengesetzt ist, zu synthetisieren, wird die Erbinformation der DNA, die in Form einer Nukleinbasenabfolge gespeichert ist, zunächst in messenger RNA (mRNA) umgeschrieben, die anschließend an Ribosomen in die Aminosäureabfolge eines Proteins übersetzt wird. In der DNA wie in der RNA kommen die Nukleinbasen Adenin (A), Guanin (G) und Cytosin (C) vor. Außerdem besitzt DNA Thymin (T), deren Funktion in der RNA die Nukleinbase Uracil (U) übernimmt. Die DNA ist als Doppelstrang sich gegenüberliegender Basenpaare aufgebaut, wobei Guanin stets mit Cytosin und Adenin stets mit Thymin paart. Wird die DNA in RNA umgeschrieben, wird der DNA-Doppelstrang in zwei Einzelstränge aufgetrennt. Hierbei dient ein Strang als Vorlage für die RNA-Synthese, die den Basenpaarungen entsprechend als Vervollständigung des DNA-Strangs synthetisiert wird. Die spezifische Abfolge beschreibt den universellen genetischen Code eines jeden Lebewesen.[3]

Welche DNA Vorlage hat ein mRNA – Strang mit der Basenabfolge G-G-A-C-U?

(A) C-C-A-G-U
(B) C-C-T-G-T
(C) G-G-A-C-U
(D) C-C-U-G-A
(E) C-C-T-G-A

3 Alberts 2012

4. Wenn ein Ton wahrgenommen wird, erreicht der Schall über die Ohrmuschel und den äußeren Gehörgang das Trommelfell, das in Schwingung versetzt wird. Im Mittelohr leiten die kleinen Gehörknöchelchen (Hammer, Amboss und Steigbügel) die Schwingungen vom Trommelfell weiter an das Innenohr, wo der Schall analysiert und zum Hörnerv weitergeleitet wird. Der Hörnerv leitet den Schall ins Gehirn, welches den Schall analysiert. Der Schall kann das Innenohr nicht nur über die zuvor beschriebene Luftleitung, sondern auch über Knochenleitung erreichen. Hierbei wird das Innenohr unter Umgehung der Schall leitenden Anteile des Ohres über den in Schwingung versetzten Schädelknochen stimuliert. Beim Rinne-Versuch wird eine schwingende Stimmgabel auf den Schädelknochen aufgesetzt. Sobald der Patient angibt, den Ton nicht mehr hören zu können, hält man die noch schwingende Stimmgabel direkt vor den äußeren Gehörgang. Im Normalfall wird der nun über Luftleitung vermittelte Ton wieder gehört (Rinne positiv). Beim Weber-Versuch wird dem Patienten der Fuß einer schwingenden Stimmgabel auf den Scheitel gesetzt. Der Schall wird über Knochenleitung in beide Innenohren übertragen. Der Normalhörende hört den Ton der Stimmgabel in beiden Ohren gleich. Gibt der Proband an, den Ton auf einer Seite besser zu hören, spricht man von einer Lateralisierung. Bei einer einseitigen Schallempfindungsstörung durch eine Störung des Innenohrs wird der Ton vom besser hörenden Innenohr lauter wahrgenommen. Bei einer einseitigen Schallleitungsstörung durch eine Störung im Mittelohr oder äußeren Gehörgang wird jedoch der Ton im erkrankten Ohr lauter gehört.[4]

Bei einem Defekt der Gehörknöchelchen des linken Ohrs ist welche Befundkonstellation des Rinne und Weber Versuches am ehesten zutreffend?

(A) Rinne positiv, Weber positiv
(B) Rinne positiv rechts, Lateralisierung nach links
(C) Rinne positiv links, Lateralisierung nach rechts
(D) Rinne negativ, keine Lateralisierung
(E) Rinne positiv rechts, Lateralisierung nach rechts

4 Lüllmann-Rauch 2012

5. Somatotropin (growth hormone GH) ist ein Hormon der Hypophyse (Hirnanhangdrüse), welches das Körperwachstum von Knochen, Muskeln, Eingeweiden, Organen, anabole (aufbauende) bzw. regenerative Vorgänge, sowie den Energiestoffwechsel stimuliert. Die Ausschüttung des Somatotropins wird durch Somatoliberin (growth hormone releasing hormone GHRH) gefördert und durch Somatostatin (growth hormone release inhibiting factor GHRIF) gehemmt. Die beiden Hormone GHRH und GHRIF werden im Hypothalamus (ein Abschnitt des Zwischenhirns) synthetisiert und in das Blut der Hypophyse abgegeben. Die meisten Wirkungen erzielt Somatotropin, indem es über Aktivierung des GH-Rezeptors der Leber die Bildung von IGF (insulin like growth factor) induziert. Die Ausschüttung von Wachstumshormonen unterliegt einem rückgekoppelten Regelkreis. IGF wirkt auf Hypothalamus und Hypophyse und hemmt die GHRH- und GH-Ausschüttung, während die Ausschüttung von GHRIF gefördert wird. Voraussetzung für das Längenwachstum des Körpers sind die Epiphysenfugen, knorpelige Platten zwischen dem Schaft und dem Endstück langer Knochen. Sobald dieser Knorpel im jungen Erwachsenenalter komplett verknöchert (Epiphysenfugenschluss), ist kein Längenwachstum mehr möglich.[5]

Welche der folgenden Aussagen ist dem Text zufolge am ehesten zutreffend?

(A) Ein IGF-Defizit im Erwachsenenalter führt zu Riesenwuchs.
(B) Ein IGF-Defizit im Jugendalter führt zu Kleinwuchs.
(C) Bei einem IGF-Defizit sollte die Somatostatin-Ausschüttung steigen.
(D) Bei einem IGF-Defizit sollte die GH-Ausschüttung sinken.
(E) Bei einem IGF-Defizit sollte die Somatotropin-Ausschüttung sinken.

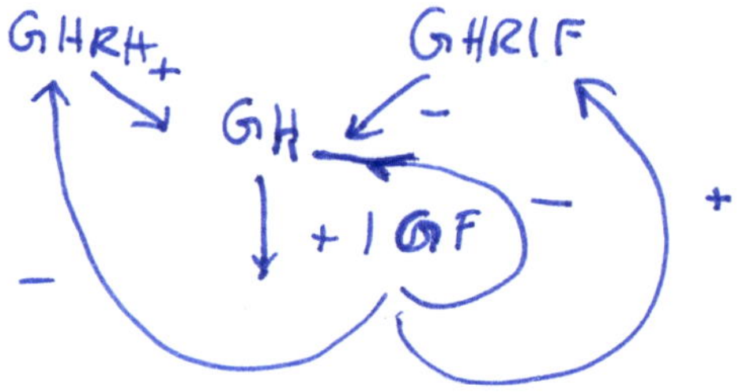

5 Silbernagl 2012

6. Der weibliche Zyklus dauert 28 – 35 Tage und beginnt mit dem ersten Tag der Menstruation (Monatsblutung), bei der die Gebärmutterschleimhaut abgestoßen wird. Anschließend wird die Gebärmutterschleimhaut erneut aufgebaut. Hierbei regt das Follikel stimulierende Hormon (FSH) aus dem Hypothalamus (Hirnanhangdrüse) das Reifen von Follikeln (Eibläschen) an, die wiederum Östrogen produzieren. Die großen Östrogenmengen veranlassen die Ausschüttung des luteinisierenden Hormons (LH), welches ebenfalls aus dem Hypothalamus kommt und die Ovulation (Eisprung) zwischen dem 10. und 16. Tag des Zyklus einleitet. Dabei platzt der Follikel und das Ei gelangt in den Eileiter. Außerdem fördert Östrogen den Aufbau der Gebärmutterschleimhaut, in die sich die Eizelle einnisten kann. Die Reste des Follikels wandeln sich in den Gelbkörper um, der Progesteron und Östrogen produziert. Die dauerhaft hohe Konzentration von Östrogen und Progesteron hemmt die Ausschüttung von FSH und LH. Nach 10 Tagen löst sich der Gelbkörper auf, wodurch die Konzentrationen an Progesteron und Östrogen im Blut sinken. Die Ausschüttung von FSH und LH ist nicht mehr unterdrückt und ein neuer Zyklus beginnt mit der Menstruationsblutung.[6]

Welche der folgenden Aussagen zum weiblichen Zyklus ist nicht zutreffend?

(A) Die Dauer eines Menstruationszyklus beträgt in der Regel einen Monat.
(B) Der Eisprung erfolgt nicht während der Menstruation.
(C) Die Gebärmutterschleimhaut wird innerhalb eines Zyklus aufgebaut und abgestoßen.
(D) Der Menstruationszyklus wird unter anderem durch Hormone aus dem Hypothalamus gesteuert.
(E) Die Hormone aus der Eizelle bestimmen den Verlauf der zweiten Zyklushälfte.

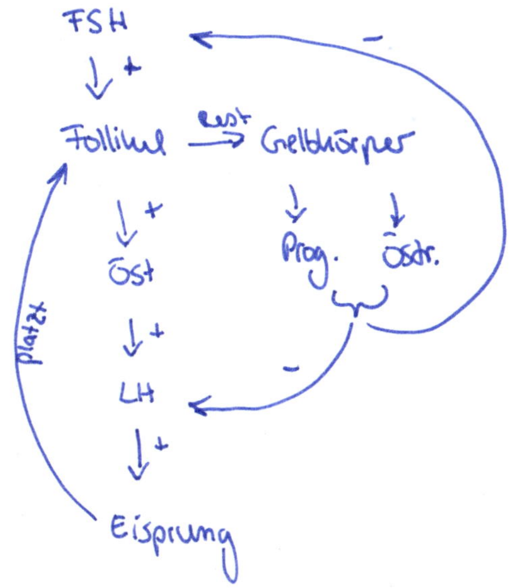

6 Hauber 2010

7. Das Auge ermöglicht die visuelle Erfassung unseres Umfeldes. Hierbei fällt Licht durch die Cornea (Hornhaut), die Pupille und die Linse auf die Retina (Netzhaut), die die Lichtimpulse an das Gehirn weiterleitet. Um eine optimale Abbildung zu ermöglichen, wird dieser Vorgang durch zwei Prozesse moduliert: die Adaptation und die Akkomodation. Die Adaptation bezeichnet die Veränderung des Pupillenradius durch die Muskeln der Iris (Regenbogenhaut). Durch Kontraktion des Musculus sphincter pupillae wird die Pupille enger (Miosis), durch Kontraktion des Musculus dilalatator pupillae wird sie weiter (Mydriasis). Die Akkomodation beschreibt die Veränderung der Oberflächenkrümmung der Linse, die von deren Elastizität und von den auf die Linsenkapsel einwirkenden Kräften abhängt. Der Zug des ringförmig um die Linse liegenden Ziliarmuskels auf die Linsenkapsel wird durch die Zonulafasern übertragen. Nimmt die Spannung der Zonulafasern zu, dehnt sich die Linse und bewirkt eine Abflachung der vorderen Linsenfläche. Bei Kontraktion des Ziliarmuskels wird der Durchmesser des durch ihn gebildeten Rings kleiner und die Zonulafasern entspannen sich. Aufgrund der Eigenelastizität der Linse verstärkt sich die Krümmung der Linsenoberfläche. Die Brechkraft der Linse nimmt dadurch zu, sodass nahe gelegene Objekte auf der Retina scharf abgebildet werden können. Bei Relaxation des Ziliarmuskels tritt das Gegenteil ein.[7]

Wenn ein nahe gelegenes Objekt scharf abgebildet werden soll,…

I. muss der Musculus sphincter pupillae kontrahiert werden.
II. muss die Brechkraft durch Adaptation erhöht werden.
III. muss der Ziliarmuskel kontrahiert werden.

(A) Nur Aussage I trifft zu.
(B) Aussagen I und II treffen zu.
(C) Aussagen II und III treffen zu.
(D) Nur Aussage III trifft zu.
(E) Keine Aussage trifft zu.

7 Lüllmann-Rauch 2012

8. Enzyme sind Proteine, die im Körper als Biokatalysatoren wirken, d.h. die erforderte Aktivierungsenergie für Stoffwechselreaktionen herabsetzen. Die Aktivität von Enzymen ist abhängig von der Temperatur und vom pH-Wert der Umgebung, wobei jedes Enzym ein bestimmtes Temperatur- und pH-Optimum hat, bei dem das Enzym am effektivsten arbeitet. Unterhalb dieser Temperatur fällt die Geschwindigkeit der katalysierten Reaktion rapide ab, oberhalb des Temperaturoptimums verändert sich bei vielen Enzymen die für die Funktion wichtige räumliche Struktur (Tertiärstruktur), sodass die Reaktionsgeschwindigkeit dadurch ebenfalls vermindert wird. Das Temperaturoptimum der Enzyme des menschlichen Körpers liegt bei dessen Körpertemperatur von 37° C. Das Enzym Katalase findet sich besonders häufig in Leberzellen, wo es die Spaltung des Zellgifts Wasserstoffperoxid zu Wasser und Sauerstoff veranlasst.[8]

Wie wirkt sich sehr hohes Fieber auf den Abbau von Wasserstoffperoxid aus?

(A) Fieber hat keine Auswirkungen auf den Abbau von Wasserstoffperoxid.
(B) Hohes Fieber beeinflusst den Abbau von Zellgift positiv – so kämpft der Körper gegen seinen Infekt.
(C) Je höher das Fieber, desto höher die Aktivität des Enzyms Katalase – dies kann für den Menschen bedrohlich sein.
(D) Bei hohem Fieber kann das Zellgift Wasserstoffperoxid nur noch eingeschränkt abgebaut werden.
(E) In der Leber schützt der pH-Wert Katalase vor hohen Temperaturen.

8 Hauber 2010

9. Bei jeder Zellteilung muss das Erbgut der Zelle, die DNA, zunächst verdoppelt werden. Der genetische Code der DNA wird durch die Nukleinbasen Adenin (A), Guanin (G), Cytosin (C) und Thymin (T) kodiert. Die DNA ist als Doppelstrang sich gegenüberliegender Basenpaare aufgebaut, wobei Guanin stets mit Cytosin und Adenin stets mit Thymin paart. Der genetische Code basiert auf Tripletts (einer Abfolge von drei Basen), welche nach einander abgelesen werden und für die 20 Aminosäuren (Bausteine eines Proteins) kodieren. Der reinen mathematischen Kombinatorik folgend ergeben sich 64 mögliche Tripletts. Da nur 20 Aminosäuren kodiert werden müssen, kodieren zumeist mehrere Tripletts für je eine Aminosäure, wobei sich die unterschiedlichen Tripletts, die eine Aminosäure kodieren, in der letzten der drei Basen unterscheiden. Die DNA besteht aus Introns und Exons. Introns sind nicht kodierende Abschnitte der DNA, Exons enthalten die notwendige Information für die Synthese eines Proteins. Mutationen sind dauerhafte Veränderungen des Erbguts, bei denen Nukleinbasen in den DNA-Strang eingefügt oder entfernt werden[9]

Welche Aussage bzw. Aussagen trifft bzw. treffen demnach zu?

52%·26 48%

I. Eine DNA, die 26% Thymin enthält, muss zu 24% aus Cytosin bestehen.
II. Mutationen in Introns sind ungefährlich.
III. Der Austausch einer Nukleinbase eines Tripletts führt stets zum Einbau einer falschen Aminosäure ins Protein.

(A) Alle Aussagen treffen zu.
(B) Keine Aussage trifft zu.
(C) Die Aussagen I und II treffen zu.
(D) Nur Aussage I trifft zu.
(E) Nur Aussage II trifft zu.

9 Alberts, B. (2012)

10. Der Erbgang ist die Bezeichnung eines anhand des Stammbaums nachzuvollziehenden Vererbungsvorgangs einer genetischen Eigenschaft. Im Hinblick auf den Zusammenhang zwischen Genotyp (Welche Gene sind vorhanden?) und Phänotyp (Welche Merkmale sind ausgeprägt?) sind die Begriffe dominant und rezessiv von zentraler Bedeutung. Da sich das Erbgut jeweils zur Hälfte aus den Chromosomen von Mutter und Vater zusammensetzt, liegt fast jedes Gen doppelt vor. Ist ein Gen hierbei dominant, so wird dies auch phänotypisch ausgeprägt. Ist ein Gen rezessiv, so wird dieses Merkmal nur phänotypisch ausgeprägt, wenn das zweite Gen ebenfalls rezessiv ist. Ist dagegen ein dominantes und ein rezessives Gen vorhanden, wird nur das dominante Gen phänotypisch ausgeprägt. Ein klassisches Beispiel sind Bohnen mit roten und mit weißen Blüten, wobei das Gen für rote Blüten dominant sein soll. Enthält eine Bohnenpflanze sowohl das Gen für die rote wie auch für weiße Blütenfarbe, werden die Blüten rot sein. Weibliche Individuen besitzen zwei X-Chromosome, männliche Individuen besitzen nur ein X- und ein Y-Chromosom, d.h. die Gene des X-Chromosoms sind bei männlichen Individuen nur in einfacher Ausführung vorhanden. Bei der Erkrankung Muskeldystrophie Duchenne werden Muskeln ab dem Kindesalter abgebaut, bis der Patient spätestens bis zum 30. Lebensjahr verstirbt. Die Erkrankung folgt einem X-chromosomal (betreffendes Gen liegt auf dem X-Chromosom) rezessiven Erbgang.[10]

Welche Aussage bzw. Aussagen trifft bzw. treffen demnach zu?

I. Männer können die Krankheit übertragen, ohne selbst erkrankt zu sein.
II. Alle Kinder eines erkrankten Mannes werden ebenfalls an Muskeldystrophie Duchenne erkrankt sein.
III. Frauen können nicht an Muskeldystrophie Duchenne erkranken.

(A) Alle Aussagen treffen zu.
(B) Keine der Aussagen trifft zu.
(C) Nur Aussage I trifft zu.
(D) Nur Aussage II trifft zu.
(E) Nur Aussage III trifft zu.

X˙X˙

10 Schaaf/Zschocke 2013

11. Membranproteine können als Pumpen fungieren, die Ionen entgegen einem Konzentrationsgradienten über die Membran befördern. Die Energie, die diese Pumpen für den Transport benötigen, beziehen sie aus Spaltung von ATP und werden so als Transport-ATPasen bezeichnet. Eine der wichtigsten ATPasen ist die Natrium-Kalium-ATPase. Pro gespaltenes ATP-Molekül pumpt sie 3 Natrium-Ionen gegen den Konzentrationsgradienten aus der Zelle hinaus und 2 Kalium-Ionen in die Zelle hinein. Dadurch wird der Konzentrationsgradient von Natrium und Kalium über die Zellmembran hinweg aufrechterhalten, sodass die Natrium-Konzentration innerhalb der Zelle niedrig und außerhalb der Zelle hoch ist, während die Kalium-Konzentration innerhalb der Zelle hoch und außerhalb der Zelle niedrig ist. Die potentielle Energie des Natrium-Gradienten wird außerdem genutzt für den Calcium-Transport entgegen seines Gradienten aus der Zelle heraus. Dies wird ermöglicht durch den Natrium-Calcium-Austauscher, der ein Calcium-Ion aus dem Zellinneren heraus und gleichzeitig drei Natrium-Ionen in das Zellinnere hinein transportiert. Je größer der Unterschied zwischen intra- (innerhalb der Zelle) und extrazellulärer (außerhalb der Zelle) Natrium-Konzentration ist, desto schneller arbeitet der Natrium-Calcium-Austauscher.[11]

Glykoside der Digitalis-Gruppe hemmen teilweise die Natrium-Kalium-ATPase. Wenn dieser Zustand eintritt folgt am ehesten eine

I. Intrazellulär verminderte Natriumkonzentration.
II. Intrazellulär erhöhte Kaliumkonzentration.
III. Intrazellulär erhöhte Calciumkonzentration.

(A) Nur Aussage I trifft zu.
(B) Alle Aussagen treffen zu.
(C) Nur Aussage II trifft zu.
(D) Nur Aussage III trifft zu.
(E) Keine der Aussagen trifft zu.

11 Lüllmann-Rauch 2012

12. Glucagon ist ein Hormon, das für die Erhöhung des Blutzuckerspiegels verantwortlich ist und stellt somit den Gegenspieler des Insulins dar, welches die Aufnahme von Glucose aus dem Blut in die Körperzellen fördert. Bei Blutzuckerabfall wird Glucagon von der Bauchspeicheldrüse in die Blutbahn abgegeben und zur Leber transportiert. Dort bewirkt es den Abbau des gespeicherten Glycogens zu Glucose und deren Abgabe in die Blutbahn. So aktiviert Glucagon den Glucose- aber auch den Protein- und den Fettstoffwechsel. Eine Hypoglykämie, das Absinken des Blutzuckerspiegels, führt zum Anstieg des Glucagons, sodass der Blutzuckerspiegel reflektorisch ansteigt.[12]

Bei einem Patienten werden erhöhte Glucagonspiegel im Blut gemessen. Welche Befunde sind demzufolge zutreffend?

I. Der Blutzuckerspiegel steigt.
II. Es kommt zu einer vermehrten Speicherung von Glykogen.
III. Glucagon wird bei erhöhten Blutzuckerspiegeln vermehrt ausgeschüttet.

(A) Nur Aussage I trifft zu.
(B) Nur Aussage II trifft zu.
(C) Nur die Aussagen I und II treffen zu.
(D) Nur die Aussagen II und III treffen zu.
(E) Alle Aussagen treffen zu.

12 Silbernagl 2012

13. Die Mendelschen Regeln erklären wie die Vererbung von Merkmalen abläuft, deren Ausprägung von nur einem Gen bestimmt wird. Wichtig für das Verständnis ist das Wissen, dass jedes Gen für ein Merkmal zwei Allele (Vorkommen) besitzt, eines auf dem Chromosom vom Vater und eines auf dem Chromosom von der Mutter. Die folgenden Mendelschen Regeln beziehen sich auf einen dominant-rezessiven Erbgang. Das bedeutet, dass ein rezessives Merkmal (z.B. weiße Blütenfarbe) nur ausgeprägt wird, wenn beide Allele das rezessive Merkmal kodieren. Ist neben dem Allel für das rezessive Merkmal eines für das dominante Merkmal (z.B. rote Blütenfarbe) vorhanden, wird die Ausprägung des rezessiven Merkmals unterdrückt.

Uniformitätsregel: Kreuzt man zwei Individuen, die jeweils in einem bestimmten Merkmal homozygot (beide Allele kodieren dieselbe Merkmalsausprägung) sind, sich in diesem aber voneinander unterscheiden (z.B. weiße und rote Blütenfarbe), so haben alle Mitglieder der ersten Tochtergeneration denselben Phänotyp (Aussehen) wie ein Elternteil.

Spaltungsregel: Kreuzt man die Individuen dieser ersten Tochtergeneration, die heterozygot (die beiden Allele kodieren unterschiedliche Merkmalsausprägungen) sind, treten die Merkmalsausprägungen der Elterngeneration in der zweiten Tochtergeneration im Zahlenverhältnis 3:1 auf. [13]

Welche Ergebnisse erwarten Sie aus der Kreuzung einer für das dominante Merkmal Blau homozygoten Pflanze mit einer für das rezessive Merkmal Weiß homozygoten Pflanze?

(A) Alle Folgegenerationen desselben Phänotyps haben dieselbe Allel-Kombination.
(B) Alle Nachkommen in der der zweiten Tochtergeneration Generation sind homozygot.
(C) Die Allele der ersten Tochtergeneration sind im Verhältnis 3:1 kombiniert.
(D) In der zweiten Tochtergeneration gibt es sowohl weiße als auch blaue Pflanzen.
(E) Alle Nachkommen in der zweiten Tochtergeneration haben die gleiche Farbe.

---

13 Hauber 2010

14. Kurzsichtigkeit (Myopie) beschreibt die Unfähigkeit in der Ferne scharf zu sehen. Dies ist zurückzuführen auf einen im Verhältnis zur Brechkraft der Augenlinse zu langen Augapfel. Das Brillenglas bei Myopie verringert daher im besten Fall die Brechkraft des Auges, um ein scharfes Sehen wieder zu ermöglichen. Bei der Weitsichtigkeit (Hypermetropie) ist der Augapfel im Verhältnis zur Brechkraft der Augenlinse zu kurz und das Sehen in der Nähe ist eingeschränkt. Das Sehen in der Ferne bereitet hingegen keine Schwierigkeiten. Die verschriebenen Brillengläser sollen die Brechkraft des Auges verstärken. Im Alter verliert die Augenlinse zunehmend an Elastizität und damit ihre Fähigkeit, die Brechkraft durch Verformung zu verändern. Es kommt zu unscharfem Sehen in der Nähe, der Alterssichtigkeit (Presbyopie). Betroffene erhalten eine Lesebrille, die sie nur beim Sehen in der Nähe nutzen sollen.[14]

Welche Aussage lässt sich am wenigsten ableiten?

(A) Patienten mit Hypermetropie können weit entfernte Objekte scharf sehen.
(B) Die Brille eines Kurzsichtigen verringert die Brechkraft seiner Augen.
(C) Myopie wird im Alter durch Presbyopie ausgeglichen.
(D) Patienten mit Myopie können weit entfernte Objekte nicht scharf sehen.
(E) Im Alter kommt es oft zu unscharfem Sehen beim Lesen.

14 Huppelsberg/Walter 2005

15. Die Pupille ist eine Aussparung in der Regenbogenhaut des Auges, welche das Einfallen von Licht in das Augeninnere erlaubt. Zum scharfen Sehen ist eine Anpassung an verschiedene Lichtverhältnisse und damit eine Regulierbarkeit der Pupillenweite nötig. Die Engstellung der Pupille (Miosis) findet bei hellen Lichtverhältnissen durch Kontraktion eines inneren Augenmuskels (M. sphincter pupillae) statt. Dies wird durch einen bestimmten Teil des Nervensystems, den Parasympathikus, gesteuert. Die Weitstellung der Pupille (Mydriasis) findet dementsprechend bei dunklen Lichtverhältnissen statt. Sie wird durch einen weiteren Augenmuskel (M. dilatator pupillae) bewirkt, welcher durch einen anderen Teil des Nervensystems, den Sympathikus, gesteuert wird.[15]

Welche Aussage trifft <u>nicht</u> zu?

(A) Medikamente, die den Parasympathikus aktivieren, können eine Miosis verursachen.
(B) Bei einer Durchtrennung des M. sphincter pupillae kann die Pupille nicht mehr weit gestellt werden.
(C) Der Sympathikus ermöglicht eine ausreichende Sehschärfe bei Dunkelheit.
(D) Eine fehlende Mydriasis kann auf den Ausfall des M. dilatator pupillae zurückzuführen sein.
(E) Am helllichten Tage erfolgt eine Miosis durch Aktivierung des Parasympathikus.

15 Huppelsberg/Walter 2005

16. Das Kleinhirn (lat. cerebellum) wird entwicklungsgeschichtlich in drei Teile unterteilt. Den ältesten Anteil bezeichnet man als Archicerebellum. Dieses ist in der Mitte des Kleinhirns, im sog. Lobus flocculonodularis, lokalisiert und steuert das Gleichgewicht. Als nächstes ist in der Entwicklungsgeschichte das Paläocerebellum entstanden, welches im Kleinhirnwurm (vermis cerebellum) gelegen ist. Hier werden Motorik und Koordination gesteuert. Am jüngsten ist das Neocerebellum in den beiden Kleinhirnhälften (Hemisphären). In diesem Teil wird die zielgerichtete Motorik fein abgestimmt und schnelle Bewegungen programmiert.[16]

Welche Aussage stimmt demnach nicht?

(A) Der Gleichgewichtssinn hat sich vor der Feinmotorik und Koordination entwickelt.
(B) Im Lobus flocculonodularis liegt der älteste Anteil des Kleinhirns.
(C) Das Neocerebellum wird bei schnellen Bewegungen aktiv.
(D) Motorik und Koordination werden in den beiden Kleinhirnhälften gesteuert.
(E) Der Kleinhirnwurm enthält den zweitältesten Kleinhirnanteil.

16 Huppelsberg/Walter 2005

17. Der Zucker im Blut (Glukose) ist ein sehr kleines Molekül, welches normalerweise in der Niere nicht herausgefiltert werden kann und so in den vorläufigen Urin gelangt. Um den wichtigen Energielieferanten Glukose nicht auszuscheiden, wird der Zucker aus dem vorläufigen Urin über ein Transportmolekül, dem sog. Glukose-Carrier, wieder in das Blut rückresorbiert. Mit steigender Glukosekonzentration steigt auch die Rücktransportarbeit des Carriers. Wird allerdings ein Schwellenwert von ca. 200mg/dl Glukose im Blut überstiegen, ist die maximale Kapazität des Glukose-Carriers erschöpft und die übrige Glukose wird mit dem Urin ausgeschieden (sog. Glukosurie). Solche hohen Blutzuckerwerte werden typischerweise von Patienten mit unbehandeltem Diabetes mellitus erreicht. Zucker zieht zudem stets Wasser mit sich, welches dann ebenfalls mit dem Urin ausgeschieden wird. Man spricht von osmotischer Wirksamkeit der Glukose.[17]

Welche Aussage/n trifft/treffen zu?

I. Eine Unterfunktion des Glukose-Carriers kann zu Glukosurie führen.
II. Eine Überfunktion des Glukose-Carriers kann zu Glukosurie führen.
III. Patienten mit unbehandeltem Diabetes mellitus haben vermehrt Durst, weil sie vermehrt Wasser ausscheiden.
IV. Ohne den Glukose-Carrier würde die gesamte Glukose im Blut verbleiben.

(A) Nur Aussage I. trifft zu.
(B) Nur die Aussagen II. und III. treffen zu.
(C) Nur die Aussagen I. und III. treffen zu.
(D) Nur die Aussagen I. und IV. treffen zu.
(E) Nur die Aussagen III. und IV. treffen zu.

17 Huppelsberg/Walter 2005

18. Die moralische Entwicklung nach dem Amerikaner Lawrence Kohlberg kann in sechs verschiedene Stadien und drei Stufen unterteilt werden, wobei die Stadien 1-2 der präkonventionellen, die Stadien 3-4 der konventionellen und die Stadien 5-6 der postkonventionellen Stufe zugeordnet werden. Die Stadien 1-6 beschreiben die Lebensjahre (2, 6, 10, 12, 21 und älter als 35 Jahre). Die moralische Ansicht der ersten, präkonventionellen Stufe besteht in der Orientierung an Bestrafung und Gehorsam (Stadium 1). Im zweiten Stadium haben Kinder eine egoistische oder naiven Orientierung: „Gut ist, was mir oder Anderen einen Vorteil bringt". In der zweiten, konventionellen Stufe, orientieren sich Kinder mit ca. 10 Jahren daran was anderen Personen gefällt bzw. ihnen positiv anerkannt wird. Mit 12 Jahren lehnt sich das moralische Verständnis an Gesetz und Ordnung. In der letzten, postkonventionellen Stufe, wird verstanden, dass „Gut und Böse" relativ sind. Darauf aufgebaut lehnt die moralische Orientierung im sechsten Stadium vermehrt an universelle ethische Prinzipien an.[18]

Welche Aussage/n trifft/treffen demnach zu?

I. Mit zwölf Jahren könnte man über die moralische Orientierung eines Kindes folgendes sagen: „Gut ist, was die Erfüllung einer Pflicht und das Einhalten von Regeln bedeutet".
II. Ein sechsjähriges Kind würde versuchen „gut" zu sein und beispielweise beim Kochen zu helfen, wenn es dafür eine halbe Stunde länger Nintendo spielen dürfte.
III. Wenn jemand einen zehnjährigen Jungen dafür lobt, dass er so schnell laufen kann, wird er dieses als eine „gute" Eigenschaft einordnen und es wegen des Anerkennungsgewinnes möglichst oft wiederholen.
IV. Menschenwürde, Gleichheit und Gerechtigkeit sind Werte, die sich erst nach der Volljährigkeit entwickeln.
V. „Schlecht ist, was bestraft wird", beschreibt die moralische Orientierung eines zweijährigen Kindes.

(A) Die Aussagen I., III. und IV. sind korrekt.
(B) Die Aussagen II. und V. sind korrekt.
(C) Die Aussagen I., IV. und V. sind korrekt.
(D) Nur die Aussage II. ist nicht korrekt.
(E) Alle der oben genannten Aussagen sind korrekt.

18 Buser/Schneller/Wildgrube 2007

19. Nach Sigmund Freud entstehen Abwehrmechanismen immer als eine Reaktion des Unterbewusstseins auf fremdartige, bedrohliche oder beängstigende Impulse. Hier werden nun einige dieser Abwehrmechanismen beschrieben: Verdrängt jemand eine bestimmte Situation, so wird unterbewusst versucht, eben diese eigene Erinnerung aus dem Bewusstsein zu entfernen. Die Selektion führt dazu, dass man nicht täglich mit dieser Erinnerung konfrontiert ist, sie allerdings aktiv wieder bewusst werden lassen könnte. Der Begriff Verleugnung bezeichnet im Gegensatz dazu die Vermeidung eines unerträglichen Ereignisses und die Auseinandersetzung mit diesem. Es wird also ein äußerer Realitätsabschnitt verleugnet und in seiner Bedeutung nicht anerkannt. Eine Abspaltung wiederum findet immer dann statt, wenn sonst unerträgliche Emotionen von Gedanken und Erinnerungen abgetrennt werden. Etwas auf jemand anderen zu projizieren, beschreibt eine Übertragung sich selbst nicht eingestandener Eigenschaften oder Wünschen auf Andere.[19]

Welche Aussage ist demnach am <u>wenigsten</u> zutreffend?

(A) Eine Abspaltung kann sich nach dem Tod naher Angehöriger bei den Hinterbliebenen manifestieren, indem sie ihre sonst unerträglichen Gefühle isolieren und so ohne erkennbare Anteilnahme über ihren Verlust sprechen.
(B) Vor allem im Zusammenhang mit neu aufgetretenen Symptomen bei Patienten wird der Mechanismus der Verleugnung angewandt, um sich mit einem neuen Zustand nicht auseinander setzen zu müssen.
(C) Die Behauptung einer Patientin, ihr Arzt wäre in sie verliebt, kann auf einen uneingestandenen Wunsch ihrerseits nach Zuwendung des Arztes hindeuten und könnte somit als Verdrängungsmechanismus gewertet werden.
(D) Ein in der Vergangenheit stattgefundenes traumatisches Ereignis kann von den betroffenen Patienten unterbewusst verleugnet.
(E) Laut Freud reagiert der Körper bzw. das Unterbewusstsein auf bedrohliche oder tief emotional empfundene Situationen mit verschiedenen Abwehrmechanismen.

19 Buser/Schneller/Wildgrube 2007

20. Ein Tumor (lat. Tumor = „Schwellung") ist eine nicht normale Gewebevergrößerung. Eine Tumorzelle entsteht aus einer gesunden Körperzelle, zum Beispiel durch Mutation in einem Gen, welches Informationen des Körpers trägt. Bestimmte Gene, die vor allem für Zellwachstum, -teilung, und –differenzierung zuständig sind, können einer Theorie nach zu sogenannten Onkogenen mutieren und so die Zelle zu einer Tumorzelle entarten lassen. Eine zweite Theorie besagt, dass eine Tumorzelle entsteht, weil sogenannte Tumorsuppressorgene inaktiviert werden. Bei einem gesunden Menschen sind diese Gene dafür da, durch Mutation veränderte Gene oder Zellen zu reparieren oder ggf. zu zerstören und somit eine Tumorentstehung zu verhindern. Es kann zwischen gutartigen (benignen) und bösartigen (malignen) Tumoren unterschieden werden. Im Folgenden geht es um die malignen Tumore, sie werden auch Krebszellen genannt. Eine der wichtigsten Eigenschaften dieser Zellen ist das Versagen des induzierten Zelltodes (Apoptose). Dieser ist ein Schutzmechanismus des Körpers um entartete Zellen mit dem körpereigenen Abwehrsystem zu zerstören. Krebszellen können sich über bestimmte Mechanismen vor dem Abwehrsystem verstecken und somit vor ihrem eigenen Zelltod schützen. Krebszellen verhalten sich zum Teil aber auch wie normale Zellen und teilen sich stetig. Diese Teilung hat zur Folge, dass Krebszellen konstant ihre Struktur verändern, ungehemmt in das umgebende Gewebe einwachsen und dieses dadurch zerstören.[20]

Welche der folgenden Aussagen trifft demnach am ehesten zu?

(A) Der Begriff „Tumor" bezeichnet immer eine bösartige Entartung bestimmter Körperzellen.
(B) Tumorsuppressorgene sind Gene die im menschlichen Organismus für Zellwachstum, Zelldifferenzierung und Zellteilung verantwortlich sind.
(C) Die Aktivierung von Onkogenen und die Inaktivierung von Tumorsuppressorgenen, führen dazu, dass sich eine gesunde Zelle in eine Tumorzelle verwandelt.
(D) Die Bezeichnung „Krebszelle" gibt dem Text zufolge noch keinen Aufschluss über die Gut- bzw. Bösartigkeit eines Tumors.
(E) Krebszellen haben eine sehr hohe Zellteilungsrate, ein verdrängendes Wachstum und eine gesteigerte Apoptose.

20 Pleyer 2012

21. Kopfschmerzen (im Folgenden KS abgekürzt) bezeichnen ein Schmerzempfinden im Bereich des Kopfes. Dieses entsteht durch Reizung von schmerzempfindlichen Strukturen, zum Beispiel der Schädeldecke, der Blutgefäße im Gehirn und der Nerven, die Gesicht und Gehirn versorgen. Das Hirngewebe selbst besitzt keine Schmerzrezeptoren. Es wird unterschieden zwischen primärem KS, bei dem der Schmerz selbst die Erkrankung darstellt, seine Ursache allerdings unbekannt ist, und dem sekundären KS, der Begleiterscheinung einer anderen Erkrankung ist. Der bekannteste KS ist der Migräne-KS. Er dauert ca. 4-72 Stunden, hat eine mittel bis starke pulsierende Schmerzintensität, ist immer nur auf einer Kopfhälfte lokalisiert, die während eines Anfalls wechseln kann und verstärkt sich bei Belastung. Begleitend dazu klagen Patienten über Übelkeit, Erbrechen und Lichtscheu, die Ursache ist unbekannt.
Der sogenannte Cluster-KS tritt vor allem bei Männern auf, dauert 15-180 Minuten und geht mit keiner anderen Erkrankung einher. Er kann bis zu 8-mal pro Tag auftreten und ist durch einen streng einseitigen KS charakterisiert. Begleitend dazu kommt es zu einer Mehrdurchblutung dieser Seite, mit Wassereinlagerungen im Augenlid, Schwitzen, erhöhtem Tränenfluss und Nasenlaufen.[21]

Welche der folgenden Aussagen zum Text trifft am <u>wenigsten</u> zu?

(A) Im Durchschnitt dauert ein Migräneanfall länger als ein Cluster-KS.
(B) Zu den primären KS gehören der im Text beschriebene Migräne- und Cluster-KS.
(C) Patienten mit einem akuten Migräneanfall ziehen sich häufig in einen abgedunkelten Raum zurück.
(D) Sowohl beim Migräne-, als auch beim Cluster-KS sind die Schmerzen immer auf derselben Seite des Kopfes lokalisiert.
(E) Der durch eine meningeale Reizung hervorgerufene KS wird als sekundärer KS bezeichnet.

21 Bender 2013

22. Als Nystagmus wird eine unkontrollierbare rhythmische Bewegung des Augapfels bezeichnet, die aus einer langsamen Auslenkung in eine Richtung, sowie einer schnellen Rückstellbewegung in die entgegengesetzte Richtung besteht. Definitionsgemäß wird der Nystagmus nach der Richtung seiner Rückstellbewegung benannt. Dementsprechend gibt es Nystagmen, die nach links, rechts, oben und unten gerichtet sind. Unter normalen Bedingungen tritt ein solcher Nystagmus beispielsweise beim Blick aus dem Fenster eines fahrenden Zuges auf (optokinetischer Nystagmus). Hierdurch wird ein Punkt in der Landschaft so lange wie möglich durch eine langsame Auslenkbewegung des Augapfels fixiert. Verschwindet der fixierte Punkt in der Umwelt aus dem Blickfeld, so wird durch eine schnelle Rückstellbewegung ein neuer Punkt fixiert. Ein Ausfallnystagmus hingegen kommt zustande, wenn das Gleichgewichtsorgan gestört ist. Der Mensch besitzt je ein Gleichgewichtsorgan im rechten und im linken Innenohr. Bei der Störung eines davon ist der Nystagmus von der erkrankten Seite weg gerichtet.[22]

Welche der folgenden Aussagen zum Text trifft bzw. treffen zu?

I. Nystagmen sind stets krankhaft.
II. Der optokinetische Nystagmus ist entgegen der Bewegung der Umwelt gerichtet.
III. Bei einer Schädigung des rechten Innenohrs kann es zu einem Nystagmus nach links kommen.

(A) Keine Aussage trifft zu.
(B) Nur Aussage II trifft zu.
(C) Nur Aussage III trifft zu.
(D) Nur die Aussage II, und III treffen zu.
(E) Alle Aussagen treffen zu.

22 Huppelsberg/Walter 2005

23. Ein Gedächtnisverlust (Amnesie) kann organische Ursachen, wie z.B. ein Schädel-Hirn-Trauma, Epilepsie und Intoxikationen mit Drogen oder Alkohol, aber auch psychische Ursachen, wie z.B. ein psychisches Trauma, haben. Je nach Zeitraum können drei verschiedene Formen der Amnesie unterschieden werden. Bei der retrograden Amnesie vergisst der Betroffene etwas, was unmittelbar vor dem auslösenden Ereignis stattgefunden hat. Einem Betroffenen mit kongrader Amnesie hingegen fehlt allein die Erinnerung an das auslösende Ereignis selbst. Bei einer anterograden Amnesie können Informationen, die nach dem auslösenden Ereignis eintreffen, nicht mehr gespeichert werden.[23]

Welche Aussage ist demnach richtig?

(A) Eine Person kann sich nicht daran erinnern, was sie vor ihrem letzten Alkoholrausch gemacht hat. Es handelt sich hierbei um eine anterograde Amnesie.
(B) Eine Epilepsie ist eine psychische Ursache für einen Gedächtnisverlust.
(C) Ein Patient im Krankenhaus kann sich nicht merken, was die Ärzte zu ihm sagen. Es handelt sich um eine retrograde Amnesie.
(D) Bei einer anterograden Amnesie im Erwachsenenalter kann sich der Betroffene nicht mehr an seine Kindheit erinnern.
(E) Eine Person erinnert sich an das Autofahren und an das Aufwachen im Krankenhaus, nicht jedoch an den Autounfall. Es handelt sich hierbei um eine kongrade Amnesie.

23 Huppelsberg/Walter 2005

24. Das Hungergefühl wird vor allem durch den Hypothalamus gesteuert. Es handelt sich in erster Linie um einen lebenswichtigen Mechanismus, der ein Individuum bei Energiemangel zur Aufnahme von Energie mittels Nahrung bewegt. Kurzfristig wird das Hungergefühl durch den Blutzuckerspiegel (Glucose-Spiegel) reguliert. Eine sinkende Glucose-Konzentration im Blut löst dabei das Hungergefühl aus. Langfristig wird das Hungergefühl über ein von Fettzellen produziertes Hormon (Leptin) kontrolliert, welches in der Lage ist die Auslösung des Hungergefühls im Hypothalamus zu unterdrücken. Bei einem Verlust von Fettzellen durch Gewichtsabnahme sinkt der Leptin-Spiegel im Blut und es kommt vermehrt zum Hunger.[24]

Welche Aussage ist demnach zutreffend?

(A) Man empfindet Hunger bei einer hohen Glucose-Konzentration im Blut.
(B) Leptin wirkt auf den Hypothalamus.
(C) Bei Gewichtszunahme steigt das Hungergefühl.
(D) Leptin wird im Hypothalamus produziert.
(E) Ein Verlust von Fettzellen führt zur vermehrten Produktion von Leptin.

24 Huppelsberg/Walter 2005

3.2 ZWEITE SIMULATION

Mit den folgenden Aufgaben wird das Verständnis für naturwissenschaftliche und medizinische Sachverhalte geprüft. Dabei geht es darum, komplexe naturwissenschaftliche Texte zu verstehen und daraus logische Schlüsse ableiten zu können.
Bei jeder Aufgabe ist die im Sinne der Fragestellung zutreffende Lösung auf dem Antwortbogen zu markieren.
Zur Bearbeitung der folgenden **24 Aufgaben** stehen **60 Minuten** zur Verfügung.

25. Die Händedesinfektion dient der Verminderung von Erreger-Übertragung bei Kontakt zwischen Arzt und Patient sowie bei Operationen. Spezielle Desinfektionsmittel auf Basis von Alkohol (z.B. Ethanol, Isopropanol) führen zu einer starken Keimreduktion, sodass nach sachgemäßer Anwendung keine Infektionsgefahr besteht. Allerdings werden dabei nicht die umweltresistenten Überdauerungsformen der Bakterien (Sporen) vernichtet. Bei sichtbaren Verschmutzungen sollten die Hände zunächst gewaschen werden. Die trockenen Hände werden anschließend je nach Herstellerangabe ca. 30 Sekunden lang mit dem Desinfektionsmittel eingerieben. Vor einer OP ist der Anwendungszeitraum länger (chirurgische Händedesinfektion). Bei der gewöhnlichen (hygienischen) Desinfektion soll nur die transiente Hautflora reduziert werden, sprich Erreger, die von außen auf die Haut gebracht wurden und diese vorübergehend besiedeln (z.B. Enterobakterien, Pilze). Bei der chirurgischen Desinfektion soll hingegen zusätzlich die residente Hautflora, das heißt Erreger, die der Haut nicht schaden und sie ständig besiedeln (z.B. Corynebakterien), reduziert werden.[25]

Welche Aussage/n trifft/treffen zu?

I. Ethanolhaltige Desinfektionsmittel reduzieren Sporen auf der Haut.
II. Die Hände sollten vor der Desinfektion trocken sein.
III. Corynebakterien werden bei einer hygienischen Händedesinfektion vernichtet.
IV. Unsere Haut wird ständig von Erregern besiedelt.
V. Die transiente Hautflora wird bei der chirurgischen Händedesinfektion nicht reduziert.

(A) I. und II. treffen zu.
(B) II. und III. treffen zu.
(C) I. und IV. treffen zu.
(D) IV. und V. treffen zu.
(E) II. und IV. treffen zu.

25 Schumpelick 2010

26. Iwan Petrowitsch Pawlow beschrieb als Erster das Erlernen von Reiz-Reaktions-Mustern (die klassische Konditionierung) anhand seiner Beobachtungen an Hunden. Er konnte feststellen, dass ein unkonditionierter Reiz, bei Hunden beispielsweise der Geruch von Nahrung, eine angeborene Reaktion, in diesem Beispiel Speichelfluss, auslöst. Wird ein unabhängiger, neutraler Reiz (Ein Reiz der keine bestimmt Reaktion hervorruft), wie beispielsweise das Läuten einer Glocke stets mit der Gabe von Nahrung gekoppelt, so wird er durch einen Lerneffekt zum konditionierten Reiz. Nicht nur beim Geruch von Nahrung, sondern auch beim Läuten der Glocke beginnt beim Hund nun der Speichelfluss, weil er gelernt hat, das Geräusch mit der Nahrungsgabe zu verbinden. Der Speichelfluss ist in dem Fall eine konditionierte Reaktion.[26]

Welche Aussage lässt sich aus dem Text ableiten?

(A) Ein neutraler Reiz löst eine Reaktion aus.
(B) Ein unkonditionierter Reiz löst stets erst nach Konditionierung eine Reaktion aus.
(C) Eine Reaktion kann sowohl nach konditionierten als auch nach unkonditionierten Reizen erfolgen.
(D) Eine konditionierte Reaktion wird neu erlernt und ist nicht angeboren.
(E) Keine der o.g. Aussagen ist richtig.

26 Buser 2007

27. Bei der Geburt sind die Sinnesorgane eines Kindes so weit wie nötig entwickelt, um die Umwelt wahrzunehmen. Ein Neugeborenes kann bereits sehen und verbringt viel Zeit mit aktivem Beobachten. Zunächst kann es an Gesichtern nur Konturen erkennen. Ab einem Alter von zwei Monaten fixiert es dann bereits das gesamte Gesicht. Das komplette Sehvermögen wird jedoch erst mit zwei Jahren erreicht. Neugeborene können süß, salzig, sauer und bitter riechend und schmeckend unterscheiden. Bereits wenige Tage nach der Geburt können sie den Geruch ihrer Mutter unter denen anderer Frauen erkennen. Aspekte der Bewegung (Motorik) werden Schritt für Schritt erlernt. Bereits mit 6 Wochen können Säuglinge lächeln und mit 4 Monaten erste Gegenstände in der Hand halten. In einem Alter zwischen 9 und 10 Monaten wird zunächst das Sitzen und zwischen 12-18 Monaten das freie Gehen erlernt. Die Kontrolle des Toilettengangs gelingt erst ab drei Jahren zuverlässig.[27]

Welche Reihenfolge der Entwicklungsschritte lässt sich aus dem Text ableiten?

(A) Geruch der Mutter erkennen; Lächeln; Sitzen; Gehen; Gegenstände halten; Konturen sehen; Gesichter erkennen; Toilettengang; volles Sehvermögen
(B) Lächeln; Gegenstände halten; Konturen sehen; Geruch der Mutter erkennen; Sitzen; Gehen; Gesichter erkennen; volles Sehvermögen; Toilettengang
(C) Gegenstände halten; Lächeln; Geruch der Mutter erkennen; Konturen sehen; Gesichter erkennen; volles Sehvermögen; Sitzen; Gehen; Toilettengang
(D) Geruch der Mutter erkennen; Konturen sehen; Gegenstände halten; Lächeln; Sitzen; Gehen; Gesichter erkennen; volles Sehvermögen; Toilettengang
(E) Konturen sehen; Geruch der Mutter erkennen; Lächeln; Gesichter erkennen; Gegenstände halten; Sitzen; Gehen; volles Sehvermögen; Toilettengang

27 Buser 2007

28. In den roten Blutkörperchen (Erythrozyten) findet sich der Blutfarbstoff und Träger des Sauerstoffs, das Hämoglobin. Hämoglobin bindet Sauerstoff (O_2) über Eisenatome, wobei 1 g des Proteins bis zu 1,39 ml O_2 bindet. In der Lunge beginnt die Beladung des Hämoglobins mit Sauerstoff (Oxygenierung). Über die Blutbahn (in den Arterien) erfolgt der Transport zum Gewebe, wo der Sauerstoff wieder abgegeben wird. Anschließend wird das sauer stoffärmere Blut in den Venen wieder zurück transportiert, um den Kreislauf neu zu beginnen. Sauerstoffreiches (oxygeniertes) Hämoglobin hat eine hellrote, sauerstoffarmes (desoxygeniertes) hingegen eine dunklere Farbe. Bei Sauerstoffmangel kann es durch die verminderte Beladung des Hämoglobins mit Sauerstoff zu einer Blauverfärbung (Zyanose) von Körperpartien kommen, welche diagnostisch genutzt wird. Eine Zyanose von Armen und Beinen (periphere Zyanose) kommt bei einer verschlechterten Durchblutung, z.B. im Rahmen einer Herzschwäche, zustande. Eine zusätzliche Blauverfärbung von Zunge und Lippen (zentrale Zyanose) entsteht entweder durch eine mangelhafte Beladung des Hämoglobins oder eine Vermischung von oxygeniertem mit desoxygeniertem Blut. Eine solche Vermischung geschieht, wenn Blut aus den Venen über einen Kurzschluss unter Umgehung der Lunge direkt in die Arterien gelangt.[28]

Welche Aussage/n ist/sind korrekt?

I. Eine periphere Zyanose muss durch eine Lungenerkrankung bedingt sein.
II. In Arterien wird in der Regel oxygeniertes Blut transportiert.
III. Zu einer Zyanose kommt es durch vermehrte Oxygenierung von Hämoglobin.
IV. Für den theoretischen Transport von 50ml O_2 wird bis zu 13,9 g Hämoglobin benötigt.
V. Ein Kurzschluss zwischen Arterien und Venen kann zu weniger oxygeniertem Blut in den Arterien führen.

(A) Nur Aussage I. ist korrekt.
(B) Nur Aussage II. ist korrekt.
(C) Nur die Aussagen I. und III. sind korrekt.
(D) Nur die Aussagen II. und V. sind korrekt.
(E) Nur die Aussagen IV. und V. sind korrekt.

28 Huppelsberg/Walter 2005

29. Das LaPlace-Gesetz beschreibt den Zusammenhang zwischen der Wandspannung (K), der Wanddicke (d) und dem auf sie wirkenden Druck (P) für eine Kugel. Die Beziehung lautet:

$K = P \times r / (2 \times d)$ Wobei r den Radius der Kugel angibt.

Vereinfacht gesehen ist auch das Herz eine Hohlkugel. Das Herz fungiert als muskuläre Pumpe im menschlichen Blutkreislauf. Druck entsteht durch das Einfließen von Blut und durch die Kontraktion des Organs. Eine erhöhte Wandspannung wirkt sich dabei negativ auf die Herzarbeit aus. So lassen sich mit Hilfe des LaPlace-Gesetzes einige wichtige Regulationen und Anpassungen des Herzens erklären.[29]

Welche Aussage/n trifft/treffen zu?

I. Kommt es durch eine Krankheit zu einer Herzvergrößerung, verschlechtert sich die Herzarbeit.
II. Eine erhöhte Wandspannung, die durch einen erhöhten Druck entstanden ist, kann durch eine Verdickung der Herzwand gesenkt werden.
III. Eine erhöhte Wandspannung, die durch einen erhöhten Druck entstanden ist, kann durch eine Verdünnung der Herzwand gesenkt werden.
IV. Eine Erhöhung der Wandspannung bei gleichbleibender Herzwanddicke und konstantem Druck ist auf Abnahme des Herzradius zurückzuführen.

(A) I. und II. treffen zu.
(B) I. und III. treffen zu.
(C) II. und IV. treffen zu.
(D) I., II. und IV. treffen zu.
(E) III. und IV. treffen zu.

29 Huppelsberg/Walter 2005

30. Das menschliche Fußskelett und das Sprunggelenk werden von einer Vielzahl an Bändern stabilisiert. An der Innenseite des Sprunggelenks befindet sich das Deltaband (Lig. Deltoideum), ein starkes dreiecksförmiges Band, welches u.a. das Umknicken nach außen (übermäßige Pronation) verhindert. Das Pendant an der Außenseite bilden drei Bänder: das vordere Sprungbein-Wadenbein-Band (Lig. Talofibulare anterius), das Fersenbein-Wadenbein-Band (Lig. Calcaneofibulare) und das hintere Sprungbein-Wadenbein-Band (Lig. Talofibulare posterius). Sie verhindern u.a. das Umknicken nach innen (übermäßige Supination). Zudem wird der Fuß durch Bänder und Muskeln so gespannt, dass er nicht flach auf dem Boden aufliegt, sondern ein kuppelartiges Fußgewölbe bildet. Maßgeblich daran beteiligt sind das Pfannenband (Lig. Calcaneonaviculare), das lange Sohlenband (Lig. Plantare longum) und die Fußsohlensehnenplatte (Aponeurosis plantaris).[30]

Unter Gewalteinwirkung und Überbelastung können Bänder beschädigt werden, was die Stabilität des Fußes beeinträchtigt. Welche Aussage/n hierzu lässt/lassen sich aus dem Text ableiten?

I. Bei einer Schädigung des Lig. Plantare longum kann der Fuß nicht mehr abgerollt werden.
II. Das Fußgewölbe wird allein durch Bänder aufrechterhalten.
III. Bei einem Unfall mit Pronationstrauma kann das Lig. Calcaneofibulare beschädigt werden.
IV. Bei einer Schädigung des Deltabandes kann der Fuß instabil werden und vermehrt suppinieren.

(A) I. und II. lassen sich ableiten.
(B) II. und III. lassen sich ableiten.
(C) III. und IV. lassen sich ableiten.
(D) Nur IV. lässt sich ableiten.
(E) Keine Aussage lässt sich ableiten.

30 Grifka/Krämer 2013

31. Ein Knochenbruch (Fraktur) besteht aus mindestens zwei Knochenelementen, die durch einen Bruchspalt getrennt sind. Es werden je nach Entstehungsmechanismus drei grundlegende Frakturformen voneinander unterschieden. Bei einer traumatischen Fraktur übersteigt eine einmalige Gewalteinwirkung von außen die hohe Festigkeit eines gesunden Knochens. Eine pathologische Fraktur ist dadurch gekennzeichnet, dass durch sehr geringe Gewalteinwirkung oder spontan ein Bruch entsteht. Dies ist nur möglich, wenn der Knochen krankhaft verändert ist und die Festigkeit konsekutiv eingeschränkt ist. Eine Ermüdungsfraktur geschieht hingegen ohne äußere Gewalteinwirkung am ansonsten gesunden Knochen durch lang andauernde (chronische) Überbelastung.[31]

Welche Aussage ist <u>falsch</u>?

(A) Ein Patient erleidet einen Beinbruch bei einem Autounfall. Es handelt sich am ehesten um eine traumatische Fraktur.
(B) Ein Patient wird angeschossen, dabei durchdringt eine Kugel seinen Oberarmknochen, welcher zersplittert. Es handelt sich um eine traumatische Fraktur.
(C) Ein Patient mit Knochenschwund (Osteoporose) erleidet einen Wirbelkörperbruch. Er arbeitet seit vielen Jahren in gebückter Haltung. Demzufolge handelt sich am ehesten um eine Ermüdungsfraktur.
(D) Ein gesunder Marathonläufer klagt im Ziel über starke Fußschmerzen. Der Arzt stellt einen Bruch des Mittelfußes fest. Es handelt sich um eine Ermüdungsfraktur.
(E) Bei einem Patienten mit einem Knochentumor stellen Ärzte bei einer Röntgenuntersuchung eine Fraktur des Oberschenkelknochens fest. Es handelt sich um eine pathologische Fraktur.

31 Grifka/Krämer 2013

32. Die Sprache ist für den Menschen eine zentrale Funktion, die im Gehirn nicht nur von einem, sondern von mehreren spezialisierten Arealen gesteuert wird. Bei 95% der Menschen befinden sich diese Sprachareale auf der linken Hirnhälfte, welche deshalb als sprachdominant bezeichnet wird. Bevor ein gesehener Gegenstand, wie z.B. ein Auto, laut benannt werden kann, läuft ein komplexer Regelkreis ab. Beim Gesunden wird jede der folgenden Stationen sukzessive durchlaufen. Kommt es zur Schädigung eines bestimmten Areals sind die Ausfälle nur auf das entsprechende Areal bezogen. Zunächst gibt das Auge visuelle Informationen an die Sehrinde (visueller Cortex) im Großhirn weiter. Von hier erfolgt eine Weiterleitung zum sogenannten Gyrus angularis, wo das Gesehene mit dem Gedächtnis abgeglichen wird. Das Muster „Auto" wird wiedererkannt. Diese Information gelangt in das Wernicke-Areal, wo dem Gegenstand ein passendes Wort zugeordnet wird. In diesem Moment findet auch das rationale Verstehen statt. Bevor das Wort ausgesprochen werden kann, muss es zum Broca-Areal weitergeleitet werden. Dieses dient als Impulsgeber für die an der Aussprache oder dem Aufschreiben des Wortes „Auto" beteiligten Muskeln. Die Sprachregionen im Gehirn können beispielsweise durch einen Hirninfarkt geschädigt werden. Die daraus resultierende Sprachstörung wird Aphasie genannt. Je nach Lokalisation der Schädigung entstehen unterschiedliche Folgen.[32]

Welche Aussage/n trifft/treffen demnach zu?

I. Bei einer Zerstörung des Broca-Areals können Patienten alles verstehen, jedoch nicht mehr flüssig sprechen und schreiben.
II. Bei einer Zerstörung des Broca-Areals können Patienten nicht mehr alles verstehen, jedoch flüssig sprechen und schreiben.
III. Eine Zerstörung des Wernicke-Areals führt zu einer Störung des Sprachverständnisses bei erhaltener Sprach- und Schreibfähigkeit.
IV. Bei einer Störung des Gyrus angularis kann nicht auf das Wortgedächtnis zurückgegriffen werden.

(A) Nur I. trifft zu.
(B) Nur II. trifft zu.
(C) I. und IV. treffen zu.
(D) I., III. und IV. treffen zu.
(E) II., III. und IV. treffen zu.

32 Huppelsberg/Walter 2005

33. Das Knie ist die gelenkige Verbindung zwischen dem Oberschenkelknochen (Os femoris) und dem Schienbein des Unterschenkels (Tibia). Der zweite Unterschenkelknochen, das Wadenbein (Fibula), ist nicht einbezogen, sondern unterhalb des Gelenks mit der Tibiaaußenseite verbunden. Als Übertragungspunkt vieler Bewegungen ist das Kniegelenk einer hohen Belastung ausgesetzt. Seitliche Stabilität gewährleisten vor allem das Außenband (Lig. collaterale fibulare) und das Innenband (Lig. collaterale tibiale). Damit die Tibia sich nicht verschiebt, befinden sich außerdem Kreuzbänder innerhalb des Kniegelenks. Das vordere Kreuzband (Lig. cruciatum anterius) verhindert ein Verrücken der Tibia nach vorne, während das hintere Kreuzband (Lig. cruciatum posterius) das Verrücken nach hinten blockiert. Die großen Zugkräfte, die auf das Kniegelenk einwirken, werden zum Teil durch Scheiben aus Knorpel und Bindegewebe, den sogenannten Menisken, aufgefangen. Es befindet sich jeweils ein Meniskus im Gelenkspalt auf der Innenseite des Knies (Meniscus medialis) und auf der Außenseite des Knies (Meniscus lateralis). Sowohl Bänder als auch Menisken sind bei Unfällen gefährdete Strukturen. Bei Verletzungen von Bändern kommt es zu einer verminderten Stabilität und einer bei der Untersuchung spürbaren Aufklappbarkeit des Gelenkes in die jeweilige Richtung. Eine Schädigung von Menisken führt meist zu einer schmerzhaften Bewegungseinschränkung.[33]

Welche Aussage/n lässt/lassen sich ableiten?

I. Bei einer Zerreißung des Lig. collaterale fibulare kann das Kniegelenk an der Außenseite aufgeklappt werden.
II. Am Kniegelenk sind drei Knochen beteiligt.
III. Bei einer Zerreißung des Lig. cruciatum posterius kann die Tibia nach hinten verschoben werden.
IV. Schmerzen an der Innenseite des Knies sind wahrscheinlich auf eine Verletzung des Meniscus lateralis zurückzuführen.
V. Menisken sind zusätzliche Knochen zur Druckentlastung des Kniegelenks.

(A) I. und II. lassen sich ableiten.
(B) I. und III. lassen sich ableiten.
(C) III. und IV. lassen sich ableiten.
(D) IV. und V. lassen sich ableiten.
(E) Nur I. lässt sich ableiten.

33 Schünke/Schulte/Schumacher 2011

34. Der Arm wird von sauerstoffreichem Blut aus der Achselarterie (A. axillaris) versorgt. Sie verläuft von der ersten Rippe durch die Achsel bis zum ersten Drittel des Oberarmknochens, wo sie in die Oberarmarterie (A. brachialis) übergeht. Die A. brachialis verläuft unter dem Armbeuger Bizeps bis zu ihrer Aufteilung in Ellenarterie (A. ulnaris) und Speichenarterie (A. radialis) in der Armbeuge. Die A. ulnaris versorgt die Beugemuskeln des Unterarmes und verläuft entlang der Elle bis zur Handinnenfläche, während die A. radialis die Streckmuskeln des Unterarms versorgt und entlang der Speiche bis zur Handinnenfläche läuft. Die A. radialis gibt zudem verschiedene Äste ab, von denen einer zurück verläuft und das Ellenbogengelenk versorgt (A. recurrens radialis). In der Hand bilden beide Arterien einen wichtigen Zusammenfluss (Anastomose): den oberflächlichen und den tiefen Hohlhandbogen. Die Blutversorgung der gesamten Hand ist somit durch zwei verschiedene Arterien gesichert.[34]

Welche Aussage/n trifft/treffen zu?

I. Bei einer Verletzung des Oberarms im unteren Drittel ist am ehesten die A. axillaris in Mitleidenschaft gezogen.
II. Bei einer Abschnürung des Armes kurz nach der Armbeuge ist ausschließlich die Blutversorgung des Unterarmes und der Hand eingeschränkt.
III. Bei einer Verletzung der A. ulnaris ist die Blutversorgung der Hand gänzlich unterbrochen.
IV. Eine starke Blutung der Hand kann am ehesten gestoppt werden, indem durch Druck auf die Speiche die A. radialis komprimiert wird.
V. Bei einem Einschnitt in die Unterarmstreckmuskeln stammt das Blut aus der Ellenarterie.

(A) I. und II. treffen zu.
(B) Nur II. trifft zu.
(C) II. und III. treffen zu.
(D) IV. und V. treffen zu.
(E) Keine der Aussagen trifft zu.

34 Schünke/Schulte/Schumacher 2011

35. Brust, Schulter und Arm werden von Nerven aus den Rückenwirbelsegmenten (Spinalnerven) C5 – C8 und Th1 versorgt. Die Nerven bilden ein komplexes Geflecht, welches grob in drei Abschnitte unterteilt werden kann: Stämme (Trunci), Bündel (Fasciculi) und entspringende Nerven (Nervi). Die Spinalnerven C5 und C6 vereinigen sich zum Truncus superior. Der Spinalnerv C7 bildet eigenständig den Truncus medius, während sich die Spinalnerven C8 und Th1 zum Truncus inferior vereinen. Die Trunci verzweigen sich anschließend. Anteile des Truncus superior bilden zusammen mit Anteilen des Truncus medius ein Bündel, den Fasciculus lateralis. Anteile aller drei Trunci bilden zusammen den Fasciculus posterior. Der Fasciculis medialis hingegen entstammt nur dem Truncus inferior. Die Fasciculi wiederum bilden in ihrem weiteren Verlauf die Armnerven. Der mittlere Armnerv (Nervus medianus), der u.a. die Muskeln zur Handbeugung innerviert, entsteht aus dem Fasciculus lateralis und dem Fasciculus medialis. Der Speichennerv (Nervus radialis), der u.a. die Muskeln zur Handstreckung innerviert, entspringt aus dem Fasciculus posterior. Der Ellennerv (Nervus ulnaris) geht aus dem Fasciculus medialis hervor. Er innerviert u.a. die Muskeln zum Spreizen der Finger.[35]

Welche Aussage/n lässt/lassen sich ableiten?

I. Der Nervus radialis enthält Anteile aus den Spinalnerven C5 – C8 und Th1.
II. Der Nervus ulnaris enthält Anteile aus den Spinalnerven C7, C8 und Th1.
III. Der Nervus medianus enthält nur Anteile aus den Spinalnerven C5, C6 und C7.
IV. Bei einer Schädigung mit Ausfall des Fasciculus posterior kann die Hand nicht mehr gestreckt werden.
V. Bei einer Schädigung mit Ausfall des Fasciculus lateralis können die Finger nicht mehr gespreizt werden.

(A) Nur I. lässt sich ableiten.
(B) I., II. und III. lassen sich ableiten.
(C) IV. und V. lassen sich ableiten.
(D) I. und IV. lassen sich ableiten.
(E) Keine der Aussagen lässt sich ableiten.

35 Schünke/Schulte/Schumacher 2011

36. Der Magen ist ein Verdauungsorgan im Oberbauch, welches unter anderem für Zerkleinerung von Speisen und einen Teil der Verdauung zuständig ist. Er hat die Form eines gebogenen Schlauches mit einer konkaven Seite (kleine Kurvatur) und einer konvexen Seite (große Kurvatur). Grob lässt er sich in Mageneingang, Magenkörper und Magenausgang unterteilen. Die Blutversorgung des Magens ist aufgrund seiner hohen Relevanz über mehrere Wege gewährleistet. Der aus der Hauptschlagader (Aorta) auf Höhe des 12. Brustwirbels entspringende Gefäßstamm Truncus coeliacus gibt drei verschiedene Gefäße ab: Leberarterie, linke Magenarterie und Milzarterie. Von der Leberarterie (A. hepatica) zweigt auf ihrem Weg zur Leber die rechte Magenarterie (A. gastrica dextra) ab. Diese versorgt den Magenausgang und die untere Hälfte der kleinen Kurvatur mit Blut. Die linke Magenarterie (A. gastrica sinistra) verläuft direkt vom Truncus coeliacus zum Magen und versorgt dort den Mageneingang und die obere Hälfte der kleinen Kurvatur. Die Milzarterie (A. splenica) ist der großkalibrigste Ast des Truncus coeliacus und gibt auf ihrem Weg zur Milz eine Arterie zur Versorgung der äußeren Kurvatur, die A. gastroomentalis sinistra, sowie eine Arterie zur Versorgung der hinteren Magenwand, die A. gastrica posterior, ab.[36]

Bei Operationen müssen die Gefäße beachtet und geschont werden. Welche der folgenden Aussagen trifft <u>nicht</u> zu?

(A) Bei Durchtrennung des Truncus coeliacus wäre die Blutversorgung von Leber, Magen und Milz gefährdet.
(B) Bei Durchtrennung der A. hepatica wäre die Blutversorgung von Leber und Magen gefährdet.
(C) Bei Durchtrennung der A. gastroomentalis sinistra wäre die Blutversorgung der großen Kurvatur gefährdet.
(D) Bei Durchtrennung der A. gastrica dextra wäre die Blutversorgung des Magenausgangs gefährdet.
(E) Bei Durchtrennung der A. gastrica sinistra wäre die Blutversorgung der unteren Hälfte der kleinen Kurvatur gefährdet.

36 Schünke/Schulte/Schumacher 2011

37. Das Sprunggelenk verbindet beweglich den Unterschenkel mit dem Fuß. Das Gelenk wird gebildet von den beiden Unterschenkelknochen Schienbein (Tibia) und Wadenbein (Fibula), sowie dem Sprungbein (Talus) des Fußes. Tibia und Fibula, sind durch einen starken Bindegewebsstrang (Syndesmose) verbunden. Sprunggelenksbrüche werden nach Wilhelm Weber in Bezug zu ihrer Lokalisation eingeteilt. Eine Weber A - Fraktur bezeichnet einen Bruch unterhalb der Syndesmose, eine Weber B – Fraktur einen Bruch auf Höhe der Syndesmose und eine Weber – C Fraktur einen Bruch oberhalb der Syndesmose. Bei den Brüchen von Typ B und C kommt es zur teilweisen oder kompletten Zerreißung der Syndesmose. Während eine Weber A – Fraktur meist ohne Operation in einem Gips heilen kann, muss bei einer Schädigung der bindegewebigen Verbindung zwischen Tibia und Fibula aufgrund der resultierenden Instabilität eine operative Therapie folgen.[37]

Welche Aussage lässt sich aus dem Text ableiten?

(A) Die Syndesmose verbindet Fibula und Talus.
(B) Eine Weber A – Fraktur ist oberhalb der Syndesmose lokalisiert.
(C) Bei Weber B – und Weber C – Frakturen reicht ein Gips zumeist nicht aus.
(D) Bei einer Weber C – Fraktur bleibt die Syndesmose intakt.
(E) Das Sprunggelenk wird von zwei Knochen gebildet.

37 Grifka/Krämer 2013

38. Es werden zwei Arten von Fettgeweben unterschieden. Weißes Fettgewebe macht den Großteil des Fettanteils beim Menschen aus und dient vor allem der Speicherung von Energiereserven in Form von Triacylglycerinen. Diese werden nach der Nahrungsaufnahme aus Zucker (Glucose) synthetisiert. Braunes Fettgewebe ist besonders reich an Mitochondrien, in denen ein wichtiger Stoffwechselprozess, die Atmungskette, abläuft. Die Atmungskette dient im braunen Fettgewebe im Gegensatz zum restlichen Gewebe weniger der Produktion des energiereichen Moleküls Adenosintriphosphat (ATP), sondern vermehrt der Produktion von Wärme. Braunes Fettgewebe findet sich daher anteilig vermehrt bei Neugeborenen und bei winterschlafenden Säugetieren.[38]

Welche Aussage lässt sich hieraus ableiten?

(A) Triacylglycerine entstehen aus Fetten.
(B) Weißes Fettgewebe ist energieärmer als braunes Fettgewebe.
(C) Energiereserven werden in Form von Glucose gespeichert.
(D) Mitochondrien dienen dem Abbau von ATP.
(E) Neugeborene nutzen einen Teil ihres Fettgewebes zur Wärmeproduktion.

38 Königshoff/Brandenburger 2007

39. Das Körperwachstum ist ein über komplexe Hormonsysteme regulierter Prozess. Der Regelkreis beginnt mit der Produktion und Freisetzung des Hormons Somatoliberin (GRH) im Hypothalamus. GRH induziert die Synthese des Wachstumshormons Somatotropin (STH) in der Hypophyse. STH wiederum wirkt stimulierend auf die Produktion der Wachstumsfaktoren in der Leber, welche u.a. den Knochen- und Muskelaufbau fördern. Ihr Anstieg bewirkt im Sinne einer negativen Rückkopplung eine Reduktion der GRH-Freisetzung aus dem Hypothalamus. Ein weiterer Hemmfaktor des GRH ist das Hormon Somatostatin, welches im Hypothalamus gebildet wird.[39]

Welche Aussage/n trifft/treffen zu?

I. Bei einer Überfunktion der Hypophyse können GRH, STH und die Wachstumsfaktoren erhöht sein.
II. Bei einer Überfunktion des Hypothalamus können GRH, STH und die Wachstumsfaktoren erhöht sein.
III. Bei gesteigerter Freisetzung von STH, z.B. durch einen Hypophysentumor, kommt es zu vermehrtem Knochen- und Museklaufbau.
IV. Bei Wachstumshormonmangel kommt es zu vermindertem Knochen- und Muskelaufbau.
V. Somatostatin wirkt direkt auf die Hypophyse und hemmt das Wachstum.

(A) III. und IV. treffen zu.
(B) I., II. und III. treffen zu.
(C) III., IV. und V. treffen zu.
(D) II., III. und IV. treffen zu.
(E) Alle Aussagen treffen zu.

39 Königshoff/Brandenburger 2007

40. Unter dem Renin-Angiotensin-Aldosteron-System (RAAS) versteht man eine körpereigene Signalkaskade zur Blutdruckregulierung. Das Enzym Renin wird von der Niere produziert und bei sinkender Durchblutung freigesetzt. Es dient der Spaltung des inaktiven Proteins Angiotensinogen zur Hormonvorstufe Angiotensin I, von dem durch das in der Lunge gebildete Angiotensin-Converting-Enzym (ACE) Molekülreste abgespalten werden. So entsteht das aktive Hormon Angiotensin II, welches durch eine gefäßverengende (vasokonstriktorische) Wirkung den Blutdruck steigert. Zudem bewirkt es eine vermehrte Ausschüttung des Hormons Aldosteron, infolge dessen weniger Urin ausgeschieden wird und der Blutdruck über das vermehrte Volumen zusätzlich ansteigt.[40]

Welche Aussage/n lässt/lassen sich hieraus ableiten?

I. Medikamente, die das RAAS unterbrechen, wirken blutdrucksenkend.
II. Eine medikamentöse Hemmung des ACE bewirkt eine verminderte Urinausscheidung.
III. Eine medikamentöse Hemmung des Hormons Aldosteron bewirkt eine Blutdrucksenkung durch Gefäßerweiterung (Vasodilatation).
IV. Eine medikamentöse Hemmung des Enzyms Renin bewirkt einen Abfall von Angiotensin I, Angiotensin II und Aldosteron.

(A) Nur I. lässt sich ableiten.
(B) I. und II. lassen sich ableiten.
(C) II. und III. lassen sich ableiten.
(D) I. und IV. lassen sich ableiten.
(E) III. und IV. lassen sich ableiten.

40 Herdegen 2008

41. Die Ionengleichgewichte zwischen Körperzellen und Blut unterliegen einem sensiblen Gleichgewicht. Beispielsweise ist bei einem niedrigen pH-Wert des Blutes die Anzahl der Protonen (H^+) erhöht. Zellen reagieren hierauf mit einer Aufnahme von Protonen. Um ihr Ladungsgleichgewicht zu halten, setzen sie kompensatorisch Kalium (K^+) in die Blutbahn frei. Analog setzen die Zellen bei einer niedrigen H^+-Konzentration Protonen frei und nehmen Kalium aus dem Blut auf.[41]

Normwerte:	pH	7,35 – 7,45
	Kalium im Blut	3,5 – 5,5 mmol/L

Welche Konstellation von Werten passt demnach am ehesten zusammen?

(A) pH 7,34 Kalium 3,1 mmol/L
(B) pH 7,46 Kalium 5,9 mmol/L
(C) pH 7,47 Kalium 6,3 mmol/L
(D) pH 7,34 Kalium 5,9 mmol/L
(E) pH 7,47 Kalium 4,0 mmol/L

41 Herdegen 2008

42. Bei einer traumatischen Verletzung kann es zu einer Schädigung von Blutgefäßen kommen. Um eine unkontrollierte Blutung zu verhindern, findet sofort eine Anhaftung und Aggregation von Blutplättchen (Thrombozyten) über dem Defekt statt. Induziert wird diese Thrombozytenadhäsion und die gleichzeitige Gefäßverengung (Vasokonstriktion) unter anderem durch die verminderte Freisetzung der Signalstoffe Stickstoffmonoxid und Prostazyklin aus der geschädigten Gefäßwand. Sobald die Blutplättchen an der Gefäßwand anhaften, werden sie aktiv und sezernieren weitere vasokonstriktorisch wirksame Substanzen wie Serotonin und Thromboxan. Nachdem der Gewebsklebstoff Fibrinogen an den Thrombozyten gebunden hat, können weitere Lagen von Thrombozyten anhaften und quervernetzt werden. Das entstehende Konglomerat bildet eine vorläufige Abdichtung des Gefäßdefektes.[42]

Welche Aussage/n trifft/treffen hiernach zu?

I. Stickstoffmonoxid, Prostazyklin, Serotonin und Thromboxan wirken vasokonstriktorisch.
II. Stickstoffmonoxid und Prostazyklin werden von Thrombozyten sezerniert.
III. Serotonin und Thromboxan wirken der Blutstillung entgegen.
IV. Thrombozyten bilden eine einlagige Schicht zur akuten Defektdeckung.

(A) Nur I. trifft zu.
(B) I. und II. treffen zu.
(C) II. und III. treffen zu.
(D) III. und IV. treffen zu.
(E) Keine Aussage trifft zu.

42 Herdegen 2008

43. Asthma bronchiale ist eine Lungenerkrankung, die sich durch einen akuten entzündlichen Verlauf mit akuter Atemnot kennzeichnet. Zugrunde liegt eine Hyperreaktivität des Immunsystems, die zu einer Einwanderung von Entzündungszellen wie Mastzellen und Makrophagen in die Atemwege führt. Diese setzen zum einen Botenstoffe frei und locken zum anderen weitere Zellen wie Granulozyten und Lymphozyten an. Die Botenstoffe führen zu einer sofortigen Verengung der Atemwege (Bronchokonstriktion), was zu erschwerter Atmung bis hin zur Atemnot führt. Granulozyten und Lymphozyten setzen weitere Stoffe frei, z.B. Leukotriene und Prostaglandine, die zu einer akuten Entzündung und zu einer dauerhaften Schädigung führen können.[43]

Welche Aussage/n lässt/lassen sich hieraus ableiten?

I. Asthma wird typischerweise durch eine bakterielle Infektion ausgelöst.
II. Entzündungszellen wie Granulozyten und Lymphozyten führen zu einer sofortigen Bronchokonstriktion.
III. Zur Behandlung des Asthmas reicht ein Medikament zur Erweiterung der Atemwege.
IV. Leukotrien trägt zur Entzündungsreaktion bei.

(A) Nur II. trifft zu.
(B) Nur IV. trifft zu.
(C) I. und II. treffen zu.
(D) II. und III. treffen zu.
(E) III. und IV. treffen zu.

43 Herdegen 2008

44. Zur Erzeugung einer Muskelkontraktion laufen auf Mikroebene in jeder Muskelzelle komplexe Vorgänge ab, bei denen zwei Fasern, die sogenannten Aktin- und Myosin-Filamente, interagieren. Zunächst wird durch Abspaltung eines Phosphatrestes (P) von dem energiereichen Molekül Adenosintriphosphat (ATP) die Aufrichtung von am Myosin-Filament befindlichen Köpfchen ermöglicht. Das Köpfchen bildet eine Querbrücke mit dem Aktin-Filament in einem Winkel von 90°. Durch die anschließende Freisetzung des Phosphatrestes und dem verbliebenen Molekül Adenosindiphosphat (ADP) knickt das Myosinköpfchen bis auf 45° ab und erzeugt einen Kraftschlag, der die beiden Filamente weiter zusammenzieht und eine Kontraktion ermöglicht. Damit der Kreislauf von vorne beginnen kann, muss das Myosinköpfchen sich vom Aktin-Filament lösen und erneut ATP binden.[44]

Welche Reihenfolge ist demnach am ehesten richtig?

(A) Querbrückenbildung; Abspaltung P von ATP; Freisetzung ADP und P; Köpfchenaufrichtung; Kraftschlag; Bindung von ATP; Lösen der Filamente
(B) Bindung von ATP; Köpfchenaufrichtung; Querbrückenbildung; Freisetzung ADP und P; Kraftschlag; Abspaltung P von ATP; Lösen der Filamente
(C) Abspaltung P von ATP; Köpfchenaufrichtung; Querbrückenbildung, Freisetzung ADP und P; Kraftschlag; Lösen der Filamente; Bindung von ATP
(D) Querbrückenbildung; Bindung von ATP; Kraftschlag; Abspaltung P von ATP; Köpfchenaufrichtung; Freisetzung ADP und P; Lösen der Filamente
(E) Freisetzung ADP und P; Köpfchenaufrichtung; Querbrückenbildung; Lösen der Filamente; Kraftschlag; Bindung von ATP; Abspaltung P von ATP

44 Huppelsberg/Walter 2005

45. Die Atmung wird zentral im Gehirn reguliert, wo separate Nervenzellen (Neuronen) für die Ein- und Ausatmung verantwortlich sind. Der Atemrhythmus ist das Resultat ihrer abwechselnden Aktivität. Die Atemfrequenz, d.h. die Häufigkeit der Atemzüge in einer Minute, wird zusätzlich noch von verschiedenen Reizen beeinflusst und an den momentanen Sauerstoffbedarf angepasst. Zu diesen Reizen gehören die Konzentrationen von Sauerstoff (O_2) und Kohlenstoffdioxid (CO_2), sowie der pH-Wert im Blut. Dabei bewirken sinkende O_2 und pH-Werte, sowie steigende CO_2-Werte eine Erhöhung der Atemfrequenz.[45]

Welche Aussage ist richtig?

(A) Ein CO_2-Anstieg bewirkt eine Verlangsamung der Atmung.
(B) Ein erhöhter O_2-Wert bewirkt eine schnellere Atmung.
(C) Ein Anstieg des pH-Wertes bewirkt eine verlangsamte Ausatmung.
(D) Steigende CO_2-Werte bewirken eine Beschleunigung der Atmung.
(E) Ein erniedrigter O_2-Wert bewirkt eine verlangsamtes Atemmuster.

45 Huppelsberg/Walter 2005

46. Bilirubin ist ein Abbauprodukt des roten Blutfarbstoffs Hämoglobin. Zunächst liegt es als unkonjugiertes indirektes Bilirubin vor, welches nicht wasserlöslich ist und im Blut an das Transportprotein Albumin gebunden wird. In der Leber erfolgt die Konjugation von indirektem Bilirubin an Glucoronsäure. Dadurch entsteht das wasserlösliche direkte Bilirubin, welches über die Galle in den Darm ausgeschieden wird.[46]

Welche Aussage trifft demnach zu?

(A) Indirektes Bilirubin entsteht aus direktem Bilirubin.
(B) Konjugation bezeichnet die Aufspaltung von Bilirubin.
(C) Direktes Bilirubin wird zurück ins Blut gegeben.
(D) An Glucuronsäure konjugiertes Bilirubin ist wasserlöslich.
(E) Albumin ist ein Enzym in der Leber.

46 Huppelsberg/Walter 2005

47. Das Herz ist ein muskuläres Organ mit einer zentralen Rolle im Blutkreislauf. Es muss selbst stets mit sauerstoffreichem Blut gespeist werden, um den hohen Energiebedarf zu decken. Die Blutversorgung erfolgt direkt aus der großen Körperschlagader, von der zwei große Herzkranzgefäße, die A. coronaria dextra und die A. coronaria sinistra, abgehen. Von der A. coronaria dextra werden unter anderem die rechte Herzkammer und das elektrische Leitsystem des Herzens, welches den Herzrhythmus bestimmt, mit Blut versorgt. Die A. coronaria sinistra ist größer und teilt sich in zwei Äste, den Ramus interventricularis anterior und den Ramus circumflexus, welche den Rest des Herzmuskels mit Blut versorgen.[47]

Welche Aussage ist demnach richtig?

(A) Die A. coronaria dextra entspringt aus der A. coronaria sinistra.
(B) Der Ramus circumflexus ist ein Ast der A. coronaria dextra.
(C) Bei einer Schädigung der A. coronaria dextra kann es zu einer Störung des Herzrhythmus kommen.
(D) Der Ramus interventricularis anterior mündet in den Ramus circumflexus.
(E) Die A. coronaria sinistra versorgt das gesamte Herz mit Sauerstoff.

47 Schünke/Schulte/Schumacher 2011

48. Die Entzündung der Leber (Hepatitis) wird häufig durch Viren hervorgerufen. Sie äußert sich zunächst mit grippeähnlichen Symptomen und wird bis zur manifesten Leberschädigung oft übersehen. Eine Leberschädigung verursacht Verfärbungen von Stuhl und Urin, eine Gelbfärbung der Haut und starken Juckreiz. Meist klingt die Entzündung anschließend ab, es kann jedoch auch zur Chronifizierung kommen. Unterschieden werden hier die häufigsten Hepatitisviren A, B und C. Hepatitis A wird vor allem über kontaminierte Nahrungsmittel übertragen und heilt vollständig aus. Anschließend ist der Infizierte sein Leben lang immun. Hepatitis B wird über Blut, Speichel, Sperma und auch Muttermilch übertragen. Die Infektion heilt mehrheitlich vollständig aus, es kann jedoch zu einer Chronifizierung mit anschließender Schrumpfleber (Leberzirrhose) kommen, was zu einem progredienten Umbau der Leber und allmählichem Funktionsverlust führt. Hepatitis C wird vor allem mit dem Blut übertragen. Sie geht mehrheitlich in ein chronisches Stadium über und ihre gefürchtetste Komplikation ist die Entwicklung eines bösartigen Lebertumors (Leberkarzinom).[48]

Welche Aussage/n trifft/treffen demnach am ehesten zu?

I. Beim Geschlechtsverkehr kann Hepatitis B übertragen werden.
II. Hepatitis A kann über die Muttermilch übertragen werden.
III. Hepatitis B chronifiziert häufiger als Hepatitis C.
IV. Hepatitis A führt stets zu einem dauerhaften Funktionsverlust der Leber.
V. Drogenabhängige sind durch das Teilen von Nadeln besonders gefährdet für Hepatitis A.

(A) Nur I. trifft zu.
(B) Nur III. trifft zu,
(C) I. und V. treffen zu,
(D) II. und III. treffen zu.
(E) IV. und V. treffen zu.

48 Groß 2006

3.3 DRITTE SIMULATION

Mit den folgenden Aufgaben wird das Verständnis für naturwissenschaftliche und medizinische Sachverhalte geprüft. Dabei geht es darum, komplexe naturwissenschaftliche Texte zu verstehen und daraus logische Schlüsse ableiten zu können.
Bei jeder Aufgabe ist die im Sinne der Fragestellung zutreffende Lösung auf dem Antwortbogen zu markieren.
Zur Bearbeitung der folgenden **24 Aufgaben** stehen **60 Minuten** zur Verfügung.

49. Die Längen- und Gewichtsentwicklung von Kindern kann grob in drei Phasen aufgeteilt werden. Die erste Phase des initialen intensiven Wachstums, welches sein Maximum im fünften Schwangerschaftsmonat hat, anschließend die Phase des gleichmäßigen Wachstums, welches in der Kindheit stattfindet, sowie der pubertäre Wachstumsschub ab 12 Jahren als letzte Phase. Die zweite Phase beginnt mit dem ersten Lebenstag und einem ca. 3,4 kg schwerem und 50 cm langem Säugling. Nach dem vierten Lebensmonat hat sich das Gewicht verdoppelt und das Baby ist im Durchschnitt 14 cm gewachsen. Wieder sechs Monate später hat sich das Ausgangsgewicht verdreifacht und der Säugling ist weitere 11 cm gewachsen. Bis zu seinem 12. Geburtstag wird das Kind nun sein Gewicht alle sechs Jahre um den vorherigen Wert verdoppeln und mit dem Abschluss des zwölften Lebensjahres eine Endgröße von 150 cm erreicht haben. Zwischen seinem sechsten und zwölften Geburtstag wird das Kind 34 cm wachsen.[49]

Welche Aussage ist zutreffend?

(A) Zu Beginn des pubertären Wachstumsschubs ist das Kind 35 kg schwer.
(B) An seinem 6. Geburtstag wird das Kind ungefähr 17 kg wiegen und 116 cm lang sein.
(C) Die Größe des Kindes an seinem 12. Geburtstag ist sein Gewicht mal drei genommen.
(D) An seinem 6. Geburtstag wird das Kind ungefähr 20 kg wiegen und 1,16 m groß sein.
(E) Bei einer Größe von 75 cm wiegt das Kind 6,8 kg.

49 Muntau 2009

50. Zur Berechnung der Konzentration von Alkohol (Ethanol) im Blut (BAK), wird in der forensischen Medizin die sog. Widmark-Formel verwendet. Sie lautet:
$c = A / (m \times r)$
Wobei c die Blutalkoholkonzentration (Massenanteil von Ethanol im Körper in Promille (‰)) ist. A ist die aufgenommene Menge Alkohol (in Gramm). m ist das Körpergewicht (in Kilogramm) und r der Verteilungsfaktor, der bei Personen mit durchschnittlichem Körperbau 0,7 beträgt. Je höher der Anteil des Fettgewebes im Körper, desto kleiner wird der Wert (z. B. bei den meisten Frauen).

Um bei einem Getränk die enthaltene Ethanolmenge (A) zu berechnen wird das (V) Volumen (ml) des Getränks mit dem (e) Alkoholvolumen (%) und der Dichte (p) von Alkohol multipliziert. A = V * e * p. Die relative Dichte von Alkohol beträgt 0,8 g/ml.[50]

Welche Aussage/n trifft/treffen demnach zu?

I. Je niedriger der Fettgewebsanteil im Körper, desto höher ist der r-Wert. Dies führt bei sonst gleichen Parametern in der Widmark-Formel zu einer niedrigeren BAK.
II. Ein 100 kg schwerer Mann nimmt 70 Gramm Alkohol zu sich. Er hat demnach einen Blutalkohol von einem Promille.
III. Da Frauen einen höheren Fettgewebeanteil als Männer haben, liegt der weibliche r-Wert im Durchschnitt über dem r-Wert der Männer.
IV. 1 Liter Bier mit 5% Alkoholvolumen entsprechen 40g Alkoholmasse.
V. Der m-Wert und der c-Wert verhalten sich proportional zueinander.

(A) I., II. und IV. sind korrekt.
(B) III. und V. sind korrekt.
(C) I. und II. sind korrekt.
(D) I. und V. sind korrekt.
(E) Keine der oben genannten Aussagen ist korrekt.

50 Wikipedia - Blutalkoholkonzentration 2015

51. In der Neurologie wird zwischen zwei verschiedenen Sprachstörungen (auch Aphasien genannt) unterschieden, welche beide aus einer Läsion bestimmter Gehirnareale resultieren. Die Sprache der Patienten mit einer Broca-Aphasie ist nicht flüssig und durch Satzbaufehler charakterisiert. Sie wird auch als motorische Aphasie bezeichnet. Die Patienten verstehen zwar alles und ihnen fallen die Worte in den meisten Fällen ein, sie schaffen es aber nicht, diese zu verbalisieren. Deshalb verwenden sie viele automatisierte Floskeln. Die Wernicke-Aphasie zeichnet sich durch eine spontan flüssige Sprache mit vielen Wortneubildungen, fehlerhaften Wörtern („Misch" statt „Fisch") und einer Inhaltsarmut aus. Dies führt dazu, dass zusammenhangslose Sätze gebildet werden und der Inhalt des Gesprochenen uneinheitlich wird. Das Sprachverständnis dieser Patienten ist meist stark eingeschränkt. Diese wird auch als sensorische Aphasie bezeichnet.[51]

Welche Aussage trifft am <u>wenigsten</u> zu?

(A) Anhand von motorischen Aufgaben wie: „Berühren Sie mit der Hand Ihre Nase", kann man bei einem Patienten der wegen einer Broca-Aphasie nicht oder nur wenig spricht, das Sprachverständnis prüfen.
(B) Wortneubildungen sind ein typisches Anzeichen einer Wernicke-Aphasie.
(C) Als eine diagnostische Maßnahme zur Unterscheidung der beiden Aphasien wird der Patient gebeten, dem Untersucher einen Satz korrekt nachzusprechen. Für Patienten mit einer Wernicke-Aphasie ist dies keine Schwierigkeit, während Patienten mit einer Broca-Aphasie Probleme mit dem Satzverständnis haben.
(D) Bei einer Broca-Aphasie ist der Sprachfluss beeinträchtigt.
(E) Die Spontansprache bzw. der Redefluss, ist bei Patienten mit einer Wernicke-Aphasie nicht beeinträchtigt.

51 Bender 2013

52. Die Nerven, die den Arm versorgen, entspringen aus dem sog. Plexus brachialis auf Höhe der letzten Halswirbelkörper und dem ersten Brustwirbel. Diese Nerven haben Anteile, die Muskeln versorgen (motorischer Anteil), und einen Anteil, der die Haut berührungsempfindlich macht (sensibler Anteil). Aus diesem Plexus entspringen Nerven, die schließlich drei peripheren Nerven des Armes bzw. der Hand bilden: N. medianus, N. radialis, N. ulnaris.

Der N. medianus versorgt den Zeige- und Mittelfinger (auf Seite der Handinnenfläche), wie auch die Daumenkuppe sensibel. Außerdem aktiviert er die Muskeln des Daumens, Zeige- und Mittelfingers, die für die Beugung (Faustschluss) zuständig sind. Der N. radialis versorgt die Außenseite des Zeige- und Mittelfingers sensibel und ist mit seinem motorischen Anteil für die Streckung der ganzen Hand zuständig. Der N. ulnaris versorgt den gesamten Ringfinger und kleinen Finger sensibel und die Beugemuskulatur der beiden Finger motorisch. Außerdem versorgt er die Muskeln der Handinnenfläche, die für die Fingerspreizung zuständig sind.[52]

Welche Aussage ist am wenigsten richtig?

(A) Bei einer Läsion des N. radialis werden (Berührungs-)Empfindungsstörungen u.a. außen am Knöchel des Mittelfingers beschrieben und die Hand der Patienten hängt schlaff herunter.
(B) Bei einer Verletzung des N. ulnaris kann u.a. ein Ausfall der Handinnenflächenmuskulatur auffällig werden.
(C) Eine Läsion des N. medianus führt dazu, dass beim Patienten bei der Durchführung eines Faustschlusses Daumen, Mittel- und Zeigefinger gestreckt stehen bleiben.
(D) Nach einer Verletzung des N. ulnaris berichten die Patienten von sensiblen Ausfällen im Bereich des Ring- und kleinen Fingers und von einer Unfähigkeit diese Finger gerade bzw. gestreckt zu halten.
(E) Bei einer Läsion des ausschließlich sensiblen Astes des N. medianus, klagen die Patienten über Empfindungsstörungen am zweiten und dritten Finger, zum Beispiel beim Umfassen einer Flasche.

52 Bender 2013

53. Die meisten Stoffwechselvorgänge im Körper benötigen einen konstanten Blut-pH-Wert. Zur Aufrechterhaltung dieses Wertes sind v.a. zwei Systeme beteiligt: das respiratorische System, das den Wert über den Kohlendioxidpartialdruck (pCO_2) beeinflusst und das metabolische System, das den pH-Wert über sog. Pufferbasen (v.a. Bikarbonat) kontrolliert. Durch unterschiedliche Prozesse kann es zu Störungen in diesem System kommen. CO_2 ist eine Säure, die über die Ausatmung abgeatmet und durch eine normale Atemfrequenz konstant gehalten wird. Wenn z.B. bei verminderter Atmung zu viel CO_2 im Körper vorhanden ist, wird das Blut sauer und der Blut-pH-Wert fällt ab (eine sog. respiratorisch ausgelöste Azidose). Das Bikarbonat ist eine Base, deren Ausschüttung über die Niere reguliert wird. Wenn dies vermehrt in die Blutbahn gelangt, wird das Blut basisch und der pH-Wert steigt an (sog. metabolische Alkalose). Damit der Zustand einer Alkalose (hoher pH-Wert) oder Azidose (niedriger pH-Wert) nicht langfristig anhält, gibt es Kompensationsmechanismen der beiden Systeme. Bei einer respiratorischen Azidose, bei der ein Säureüberschuss besteht, erhöht die Niere (metabolisches System) das basische Bikarbonat, welches die azidotische Stoffwechsellage ausgleicht und den pH-Wert steigen lässt.[53]

Welche der folgenden Aussagen trifft demnach am ehesten zu?

(A) Eine respiratorische Alkalose kann durch eine Hyperventilation bzw. beschleunigte Atmung ausgelöst werden.
(B) Der metabolischen Alkalose liegt eine Störung im respiratorischen System zugrunde.
(C) Bei einer metabolischen Azidose, gibt es einen Abfall des Bikarbonats, welches einen pH-Anstieg zur Folge hat.
(D) Um eine respiratorische Azidose zu kompensieren, schiedet die Niere Bikarbonat aus.
(E) Der durch eine metabolische Alkalose erhöhte pH-Wert im Blut, wird durch eine Hyperventilation bzw. eine beschleunigte Atmung kompensiert.

53 Huppelsberg/Walter 2005

54. Die Schleimhaut der Gebärmutter wird auch als Endometrium bezeichnet. Während des monatlichen Zyklus einer Frau wird diese durch den Einfluss von speziellen Hormonen umgebaut. Ein Zyklus dauert in etwa 28 Tage. Bei einer nicht schwangeren Frau kann der endometriale Zyklus in drei Teile unterteilt werden: Er beginnt mit der individuell unterschiedlich langen Desquamationsphase bzw. der eigentlichen Monatsblutung (Menstruation), während der das Endometrium abgebaut wird. Nach ungefähr 4–5 Tagen bis hin zum 14. Tag schließt sich die Proliferationsphase, bzw. Aufbauphase an. Das zuvor abgestorbene Gewebe wird in dieser Phase durch den Einfluss des weiblichen Sexualhormons Östrogen langsam wieder aufgebaut. Ab dem 14. Tag und für die nächsten 14 Tage befindet sich das Endometrium in der Sekretionsphase, in der es sich auf die Einnistung einer befruchteten Eizelle vorbereitet. Dies wird durch das Hormon Progesteron ausgelöst, welches nach dem Sprung eines reifen Eies im Eierstock der Frau freigesetzt wird. Tritt keine Schwangerschaft ein, resultiert dies im absinkenden Blutspiegel von Progesteron und Östrogen, was wiederum zum Abbau des Endometriums führt. Der Zyklus beginnt von neuem.[54]

Welche Aussage trifft dem Text nach am <u>wenigsten</u> zu?

(A) Der endometriale Zyklus kann in drei verschiedene Phasen unterteilt werden.
(B) Der weibliche Zyklus beginnt mit der Desquamationsphase.
(C) Am Aufbau des Endometriums ist Östrogen maßgeblich beteiligt.
(D) Die drei Phasen des endometrialen Zyklus haben bei allen Frauen eine konstante Anzahl an Tagen.
(E) Beim Ausbleiben des Eisprungs im Eierstock kann das Endometrium nicht in die Sekretionsphase übergehen.

54 Gätje 2011

55. Als Ikterus bezeichnet man eine Gelbfärbung der Bindehaut des Auges (weißer Anteil), wie auch der normalen Haut. Es liegt einer Störung im sog. Bilirubinstoffwechsel zugrunde. Bilirubin ist ein Abbauprodukt des roten Blutfarbstoffes Hämoglobin und hat eine gelb-bräunliche Farbe. Wenn Bilirubin vermehrt im Blut anfällt (sog. Hyperbilirubinämie), kann es aus den Gefäßen austreten, sich in das Körpergewebe einlagern und es so färben. Die Leber spielt eine zentrale Rolle im Bilirubinstoffwechsel. Das Abbauprodukt wird auch indirektes Bilirubin genannt, bevor es mit dem Blutfluss seinen Weg zur Leber findet. Dort wird es in direktes Bilirubin umgewandelt und in den Darm abgegeben. Es werden deshalb abhängig von der Lokalisation zur Leber drei Ursachen einer Hyperbilirubinämie unterschieden: Der prähepatische („vor der Leber") Ikterus bezeichnet einen vermehrten Anfall von Bilirubin im Blut durch Zerstörung von roten Blutkörperchen (Erythrozyten) und somit vermehrtem Abbau von Hämoglobin zu Bilirubin. Der intrahepatische („in der Leber") Ikterus entsteht durch Leberschädigung und führt somit zur Störung des Transports, der Umwandlung oder der Ausscheidung von Bilirubin. Beim posthepatischen („nach der Leber") Ikterus kommt durch ein Abflusshindernis das umgewandelte Bilirubin nicht in den Darm, sondern staut sich in die Leber zurück.[55]

Welche Aussage lässt sich <u>nicht</u> aus dem Text ableiten?

(A) Bei einem prähepatischen Ikterus kann sowohl eine erhöhte Konzentration von indirektem Bilirubin, als auch eine erniedrigte Konzentration von Erythrozyten im Blut nachgewiesen werden.
(B) Bei einem intrahepatischen Ikterus liegt stets eine indirekte Hyperbilirubinämie vor.
(C) Anhand der Messung der direkten und indirekten Bilirubin-Konzentration im Blut kann man zwischen einer prä- und posthepatischen Ursache des Ikterus unterscheiden.
(D) Ein posthepatischer Ikterus kann zu einem Anstieg des direkten Bilirubins im Blut und im Körpergewebe führen.
(E) Eine Erkrankung der Leber, wie eine Leberentzündung oder eine Intoxikation, kann durch Leberzellschädigung einen intrahepatischen Ikterus verursachen.

55 Huppelsberg/Walter 2005

56. Diabetes mellitus ist eine Stoffwechselerkrankung, die durch einen erhöhten Blutzuckerspiegel (im Folgenden BZ abgekürzt) gekennzeichnet ist. Ein gesunder Organismus würde auf einen erhöhten BZ-Spiegel im Blut mit der Ausschüttung des Hormons Insulin reagieren. Dieses Hormon führt über verschiedene Prozesse an bestimmten Zielorganen zu einer Senkung der BZ-Konzentration im Blut. Ist dieser Mechanismus gestört führt dies zu einem absoluten oder relativen Insulinmangel. Hierdurch ist das Krankheitsbild des Diabetes mellitus gekennzeichnet. Wie bereits erwähnt kann zwischen zwei Insulinmangelformen unterschieden werden: Dem absoluten Mangel (Diabetes mellitus Typ 1), bei dem Insulin im Körper fehlt. Dem relativen Mangel (Diabetes mellitus Typ 2), bei dem ausreichend Insulin vorhanden ist, dieses jedoch aufgrund einer Insulinresistenz seine Wirkung an den Zielorganen nicht entfalten kann. Der Typ I Diabetes zeichnet sich durch Zerstörung der Bauchspeicheldrüsenzellen aus, die das Hormon Insulin produzieren. Charakteristisch für den Typ II Diabetes ist eine Unempfindlichkeit (Resistenz) der Rezeptoren der Organe, die das Insulin verarbeiten und so zu einer BZ-Senkung führen.[56]

Welche Aussage/n trifft/treffen demnach zu?

I. Bei einem Patienten mit einem Diabetes mellitus Typ II kann sowohl ein erhöhter Blutzuckerspiegel, als auch erhöhter Insulinwert im Blut nachgewiesen werden.
II. Der therapeutische Ansatz zur Behandlung eines Diabetes mellitus Typ I würde sich durch eine externe Gabe des Hormons Insulin auszeichnen.
III. Bei einem Typ II Diabetiker reagiert der Körper auf einen erhöhten BZ-Spiegel nicht mit einer Ausschüttung von Insulin.
IV. Ein Typ I Diabetiker hat einen absoluten Insulinmangel.

(A) Alle Aussagen sind korrekt.
(B) Nur die Aussagen I, II und III sind richtig.
(C) Nur die Aussagen II, III und IV sind richtig.
(D) Nur die Aussagen I, II, IV sind richtig.
(E) Nur die Aussagen I und IV sind korrekt.

56 Huppelsberg/Walter 2005

57. Die Grundlage des Lernens und des Gedächtnisses bildet die Fähigkeit des Gehirns immer wieder neue neuronale Verschaltungen zu erschaffen. Das Gedächtnis kann zum einen nach den Informationen die es speichert und zum anderen nach der Speicherzeit unterteilt werden. Das deklarative oder explizite Gedächtnis speichert Fakten (semantisches Wissen) und Erlebnisse (episodisches Wissen), während das implizite oder prozedurale Gedächtnis erlernte Fähigkeiten speichert. Nach der Zeit der Informationsspeicherung wird wie folgt unterschieden: Nach der ersten Reizaufnahme kommen die Informationen ins sensorische Gedächtnis, wo sie nur für etwa eine Sekunde gespeichert werden. Dort wird in „wichtige" und „unwichtige" Informationen unterschieden. Ein geringer Teil wandert von dort aus in das primäre Gedächtnis, wo bis zu sieben Informationen für Sekunden bis Minuten gespeichert werden. Durch wiederholen oder üben dieser Informationen werden sie an das sekundäre Gedächtnis weitergegeben. Dort können sie für mehrere Jahre verbleiben und sind nicht mehr nach dem chronologischen Eintreffen, sondern nach deren Bedeutung geordnet. Das tertiäre Gedächtnis nimmt nur Inhalte auf, die sehr häufig wiederholt wurden. Diese werden allerdings nie mehr vergessen.[57]

Welche Aussage trifft demnach am wenigsten zu?

(A) Ein Kind lernt mit 5 Jahren Fahrradfahren. Dies ist nach fleißigem Üben für immer in seinem prozeduralen Gedächtnis verankert.
(B) Man könnte das primäre und das sekundäre bzw. tertiäre Gedächtnis aufgrund ihrer Speicherzeit auch als Kurz- und Langzeitgedächtnis bezeichnen.
(C) Die Fähigkeit zu lesen kann bei gesundem Gehirn nicht mehr verlernt werden, da sie im tertiären Gedächtnis abgespeichert ist.
(D) Ein Medizinstudent, der für sein Staatsexamen lernt, wird den größten Teil dieses Wissens unterbewusst im deklarativen Gedächtnis abspeichern.
(E) Das sekundäre Gedächtnis kann man testen indem man eine Zahlenreihe von sieben Zahlen vorliest und diese vom Patienten sofort wiederholen lässt.

57 Huppelsberg/Walter 2005

58. Hepatitis B ist eine durch Viren ausgelöste Entzündung der Leber. Jedes Jahr infizieren sich ca. 1200 Menschen in Deutschland durch Sexual- oder Blutkontakt mit dem Virus. Dabei ist die Erkrankung in verschiedene Stadien einzuteilen. In der Inkubationsphase vermehrt sich das Virus zunächst im infizierten Menschen ohne dass dieser Symptome zeigt. Dann kommt es zur akuten Hepatitis mit Symptomen der Leberschädigung. Anschließend kann sich die Erkrankung entweder vollständig zurückbilden (Stadium des abgelaufenen Infekts) oder chronisch verlaufen. Zur Prävention von Hepatitis B wird heutzutage eine Impfung durchgeführt. Bei der Diagnostik der Infektion ist eine Blutuntersuchung entscheidend, bei der verschiedene Antikörper nachgewiesen werden. Die anti-HBc IgG Antikörper können ab Krankheitsbeginn bis nach Ablauf des Infekts, aber auch bei chronischer Hepatitis, nachgewiesen werden. Anti-HBc-IgM wird hingegen nur bei einer akuten Hepatitis im Blut gefunden. Anti-HBe wird erst später bei abgelaufenem Infekt oder bei chronischer Verlaufsform nachgewiesen. Der Antikörper anti-HBs wird nach abgelaufenem Infekt oder nach Impfung gegen Hepatitis B gefunden.[58]

Welche Aussage/n trifft/treffen demnach zu?

I. Die Blutuntersuchung ergibt einen Nachweis von anti-HBc-IgM. Der Untersuchte zeigt wahrscheinlich Symptome einer Leberschädigung.
II. In der Blutuntersuchung wird ausschließlich anti-HBs nachgewiesen. Der Untersuchte muss in der Vergangenheit eine Hepatitis B durchgemacht haben.
III. Die Blutuntersuchung ergibt einen Nachweis von anti-HBc-IgG und anti-HBe. Der Untersuchte leidet wahrscheinlich an einer chronischen Hepatitis.
IV. Die Blutuntersuchung ergibt einen Nachweis von anti-HBc IgG und anti-HBc-IgM. Der Untersuchte befindet sich wahrscheinlich in der Inkubationsphase.
V. In der Blutuntersuchung wird ausschließlich anti-HBc IgG nachgewiesen. Der Untersuchte ist wahrscheinlich gegen Hepatitis geimpft.

(A) I. und II. sind richtig.
(B) I. und III. sind richtig.
(C) II. und IV. sind richtig.
(D) III. und V. sind richtig.
(E) IV. und V sind richtig.

58 Groß 2006

59. Tollwut ist eine Infektionskrankheit, die vom Rabiesvirus verursacht wird. Überträger sind vor allem fleischfressende Warmblüter wie Wildtiere, Hunde und Katzen. Die Erkrankung wird auf den Menschen dementsprechend häufig durch einen Tierbiss übertragen. Es manifestieren sich anschließend 4 verschiedene Stadien der Erkrankung. Im sog. Prodromalstadium zeigt der Patient unspezifische Beschwerden wie Kopfschmerzen, Übelkeit und Erbrechen. Es folgt das sensorische Stadium, in der die bereits verheilte Bisswunde erneut zu jucken beginnt und die Berührungsempfindlichkeit gestört ist. Im Exzitationsstadium kommt es zu krankheitstypischen Angstzuständen, Unruhe und Muskelkrämpfen. Die Stimmung des Patienten ist labil, häufig gibt es Wutausbrüche. Vermehrter Speichelfluss, Licht- und Lärmempfindlichkeit kommen hinzu. Das letzte paralytische Stadium endet mit einer progredienten Lähmung welche in der Folge zum Tod führt. Für Tollwut existiert bisher keine Behandlungsmöglichkeit, weswegen der Impfung eine besondere Bedeutung zukommt.[59]

Welche Aussage lässt sich aus dem Text nicht ableiten?

(A) Im Exzitationsstadium sollte der Patient vor Licht und Lärm abgeschirmt werden.
(B) Für die Infektion mit Tollwut reicht das Abschlecken durch ein infiziertes Tier.
(C) Füchse und Wölfe können mit Tollwut infiziert sein.
(D) Im Exzitationsstadium kann ein Patient ängstlich bzw. aggressiv auftreten.
(E) Im paralytischen Stadium können sich Infizierte zunehmend weniger bewegen.

59 Groß 2006

60. Muttermilch ist ideal an die Bedürfnisse des Säuglings in den ersten Lebensmonaten angepasst. Bis zum 4. Lebenstag handelt es sich um das sogenannte Kolostrum, welches einen Energiegehalt von 56 kcal/100 ml hat, sowie einen hohen Anteil an Antikörpern und Abwehrzellen. Danach folgt vom 5. bis zum 10. Lebenstag die transitorische Milch, die einen Energiegehalt von 60 kcal/100 ml hat. Ab dem 11. Lebenstag erhält das Kind dann die endgültige reife Muttermilch mit einem Energiegehalt von 68 kcal/100 ml. Während Muttermilch einen Kohlenhydratanteil von 7,0 g/100 ml hat, hat Kuhmilch einen Anteil von 4,6 g/100 ml. Die beiden Milcharten unterscheiden sich zudem in ihrem Proteingehalt: Muttermilch enthält 1,0 g/100 ml, Kuhmilch hingegen 3,4 g/100 ml. Eine vollständige Substitution von Muttermilch durch Kuhmilch ist daher ungeeignet für die Ernährung eines Säuglings.[60]

Welche Aussage trifft zu?

(A) Kuhmilch hat einen höheren Kohlenhydratanteil als Muttermilch.
(B) Reife Muttermilch hat einen höheren Energiegehalt als die vorläufige Muttermilch.
(C) Ein Säugling, der allein mit Kuhmilch ernährt wird, hat einen Proteinmangel.
(D) Die transitorische Milch wird ab dem 11. Lebenstag produziert, bis der Energiebedarf des Säuglings sich verändert.
(E) Muttermilch hat ihren vollen Energiegehalt ab dem ersten Lebenstag.

60 Muntau 2009

61. Die Bauchspeicheldrüse (Pankreas) ist ein Organ im Oberbauch, welches in zwei funktionelle Abschnitte gegliedert werden kann. Der exokrine Teil des Pankreas dient der Produktion von Verdauungsenzymen, die in den Darm abgegeben werden. Zu den Verdauungsenzymen gehören beispielsweise Trypsinogen zur Spaltung von Proteinen und Amylase zur Spaltung von Stärke. Um eine Selbstandauung des Pankreas zu verhindern, werden proteinspaltende Enzyme ausschließlich in Form von inaktiven Vorstufen gebildet. Zudem verhindert ein Stoff, der sog. Trypsininhibitor, die vorzeitige Aktivierung. Erst im Zwölffingerdarm erfolgt die eigentliche Aktivierung durch das Enzym Enteropeptidase.

Der endokrine Teil des Pankreas dient der Produktion von Hormonen, die in das Blut abgegeben werden. Dies sind vor allem Insulin und Glukagon, zwei wichtige Regulationshormone des Zuckerstoffwechsels.[61]

Welche Aussage/n ist/sind korrekt?

I. Bei einer Unterfunktion des Pankreas kann es zur Entgleisung des Zuckerstoffwechsels kommen.
II. Trypsinogen wird durch das Enzym Enteropeptidase aktiviert.
III. Ohne den Trypsininhibitor kann keine Stärke gespalten werden.
IV. Insulin und Glukagon werden im Pankreas gebildet und an den Darm abgegeben.

(A) Nur I. ist korrekt.
(B) I. und II. sind korrekt.
(C) III. und IV. sind korrekt.
(D) I., II. und IV. sind korrekt.
(E) Alle Aussagen sind korrekt.

61 Huppelsberg/Walter 2005

62. Der Darm ist ein wichtiger Bestandteil des Verdauungstraktes und wird aufgegliedert in Dünndarm, Dickdarm und Enddarm. Aufgrund seiner Größe wird der Darm abschnittsweise von drei großen Abgängen der Hauptschlagader (Aorta) mit Gefäßen versorgt. Der oberste Abgang, der sog. Truncus coeliacus, versorgt dabei einen kleinen ersten Anteil des Dünndarms, den Zwölffingerdarm (Duodenum). Der zweite Abgang, die obere Eingeweidearterie (A. mesenterica superior), versorgt ebenfalls das Duodenum, sowie den restlichen Dünndarm mit den beiden Abschnitten Leerdarm (Jejunum) und Krummdarm (Ileum). Zusätzlich werden der aufsteigende Dickdarmanteil (Colon ascendens), der querverlaufende Dickdarmanteil (Colon transversum) und der absteigende Dickdarmanteil (Colon descendens) bis zu einem spezifischen Punkt, der linken Kolonflexur, versorgt. Der dritte Abgang der Aorta wird als untere Eingeweidearterie (A. mesenterica inferior) bezeichnet. Sie versorgt den absteigenden Dickdarmanteil ab der linken Kolonflexur, sowie den Enddarm. Über eine Gefäßverbindung, die sogenannte Riolan-Anastomose, sind die dickdarmversorgenden Anteile der A. mesenterica superior mit den dickdarmversorgenden Anteilen der A. mesenterica inferior verbunden.[62]

Welche Aussage/n trifft/treffen zu?

I. Bei einem Ausfall des Truncus coeliacus wird der Zwölffingerdarm weiterhin über die A. mesenterica inferior durchblutet.
II. Bei einem Ausfall der A. mesenterica superior sind alle Darmabschnitte nach der linken Kolonflexur gefährdet.
III. Bei einem Ausall der A. mesenterica inferior kann dank einer Gefäßverbindung die gesamte Versorgung von der A. mesenterica superior übernommen werden.
IV. Die Riolan-Anastomose bezeichnet eine Verbindung zwischen Venen und Arterien.

(A) Nur I. trifft zu.
(B) I. und IV. treffen zu.
(C) Nur II. trifft zu.
(D) Nur III. trifft zu.
(E) Keine der Aussagen trifft zu.

62 Schünke/Schulte/Schumacher 2012

63. Säuglinge sollten sechs Vorsorgeuntersuchungen innerhalb des ersten Lebensjahres besuchen, damit die altersgerechte Entwicklung kontrolliert, Krankheiten vorgebeugt oder gegebenenfalls frühzeitig entdeckt werden können. Die erste Untersuchung (U1) findet bereits im Kreißsaal in der ersten Viertelstunde nach Geburt statt. Hauptaugenmerk liegt hierbei auf der Untersuchung der lebenswichtigen Funktionen (Vitalparameter), Ausschluss von Fehlbildungen und Geburtsverletzungen, sowie der ersten Gabe von Vitamin K. Die U2 wird am 3.-10. Lebenstag durchgeführt und beinhaltet eine umfassende Untersuchung, sowie ein Screening auf angeborene Stoffwechselerkrankungen und Hörstörungen. Zudem wird in Absprache mit den Eltern eine prophylaktische Gabe von Vitamin D, Fluor und Jod begonnen. Bei der U3 in der 4.-6. Lebenswoche wird vor allem die Entwicklung von Lauten und Lächeln beurteilt, sowie eine Störung des Hüftgelenks mittels Ultraschall ausgeschlossen. Zur U4 im 3.-4. Lebensmonat achtet der Untersucher auf Koordination, Sehen und Hören des Säuglings. Bei der U5 im 6.-7. Lebensmonat wird noch einmal gesondert auf die Entwicklung der Motorik geachtet. Zudem sollte der Säugling geimpft werden. Die U6 schließt im 10.-12. Lebensmonat die Untersuchungsreihe des ersten Lebensjahres ab. Hier wird auf die Sinnes- und Sprachentwicklung, sowie Versuche zum Stehen und Laufen geachtet.[63]

Welche Reihenfolge der Untersuchungen wäre nach diesem Untersuchungsplan am ehesten korrekt?

(A) Screening auf Stoffwechselerkrankungen; Vitalparameter; Ausschluss von Verletzungen; Koordinationsuntersuchung; Hüft-Ultraschall; Sprachentwicklung; Beurteilung der Motorik; Impfung
(B) Ausschluss von Verletzungen; Koordinationsuntersuchung; Vitalparameter; Impfung; Screening auf Stoffwechselerkrankungen; Hüft-Ultraschall; Beurteilung der Motorik; Sprachentwicklung
(C) Koordinationsuntersuchung; Beurteilung der Motorik; Vitalparameter; Ausschluss von Verletzungen; Screening auf Stoffwechselerkrankungen; Sprachentwicklung; Hüft-Ultraschall; Impfung
(D) Vitalparameter; Ausschluss von Verletzungen; Screening auf Stoffwechselerkrankungen; Hüft-Ultraschall; Koordinationsuntersuchung; Beurteilung der Motorik; Impfung; Sprachentwicklung
(E) Vitalparameter; Screening auf Stoffwechselerkrankungen; Ausschluss von Verletzungen; Hüft-Ultraschall; Sprachentwicklung; Beurteilung der Motorik; Koordinationsuntersuchung; Impfung

63 Muntau 2009

64. Streptokokken der Gruppe A sind Bakterien, die vor allem bei Kindern eine Vielzahl von Erkrankungen auslösen können. Am häufigsten lösen sie die klassische Rachenentzündung (Angina tonsillaris) mit Rötung und Schwellung der Rachenmandeln, sowie Schmerzen aus. Entsteht dabei ein charakteristischer Ausschlag auf der Mundschleimhaut (Enanthem) und Fieber, spricht man von der Erkrankung Scharlach. Weiterhin kann der Erreger Hautinfektionen wie das Erysipel auslösen. Das Erysipel ist eine Entzündung der Haut, die sich in brennenden Schmerzen, einer schnell ausbreitenden Rötung und einer Schwellung äußert. Eine weitere Infektion der Haut durch Streptokokken ist die Impetigo contagiosa, eine hochansteckende oberflächliche Hautentzündung, bei der sich kleine Blasen bilden, die aufplatzen und eine honiggelbe Kruste hinterlassen.[64]

Was wird laut diesem Text <u>nicht</u> von Streptokokken der Gruppe A ausgelöst?

(A) Halsschmerzen
(B) Enanthem
(C) Hautschwellung
(D) Hautschuppung
(E) Hautrötung

64 Muntau 2009

65. Der plötzliche Kindstod bezeichnet den Tod eines Säuglings innerhalb der ersten Lebensmonate ohne Kenntnis der Ursache. Dieser betrifft Jungen etwas häufiger als Mädchen und kommt gehäuft in den Wintermonaten vor. Eine Ursache bleibt ungeklärt, möglicherweise spielen jedoch unerkannte Vorerkrankungen, wie angeborene Stoffwechselerkrankungen oder Gehirnfunktionsstörungen, eine ätiologische Rolle. Der Prävention kommt in diesem Fall eine besondere Bedeutung zu. Zur Verhinderung des plötzlichen Kindstods wird zum einen die strenge Rückenlage für das Kind empfohlen. Auch tagsüber sollte es nicht auf dem Bauch schlafen. Die Eltern sollten zudem mögliche Erstickungsursachen im Bett meiden, weshalb das Kind im Schlafsack statt mit Decke und Kissen schlafen sollte. Die Temperatur im Schlafzimmer sollte 18° C nicht überschreiten. Zum anderen sollte das Rauchen in der Wohnung und bei Anwesenheit des Kindes unterlassen werden.[65]

Was erhöht demnach das Risiko für einen plötzlichen Kindstod nicht?

(A) Schlafen in Bauchlage
(B) Kuscheltiere im Bett
(C) Laufende Heizung am Bett
(D) Raucherhaushalt
(E) Stillen

65 Muntau 2009

66. Vereinfacht dargestellt besteht das Ohr aus drei Teilen: Außenohr, Mittelohr und Innenohr. Mit dem Auflegen einer Stimmgabel auf bestimmte Punkte am Schädelknochen kann man zwei verschiedene Ursachen der Schwerhörigkeit differenzieren. Das Mittelohr leitet mit Hilfe der Gehörknöchelchen die Schallwellen aus der Umgebung ins Innenohr weiter, wo diese in ein Tonsignal umgewandelt werden (sog. Schallverarbeitung, -empfindung). Im Mittelohr entstehen deshalb Störungen der Schallleitung meist durch Entzündungen, während es sich bei Störungen im Innenohr um Schallempfindungsstörungen handelt. Beim Rinne-Versuch setzt man die angeschlagene Stimmgabel auf einen Knochen direkt neben das Ohr. Die Schallwellen können in diesem Fall direkt über den Knochen unter Umgehung des Mittelohres in das Innenohr geleitet und zu einem Ton umgewandelt werden. Hört der Patient den Ton nicht mehr, nimmt man die Stimmgabel vom Knochen ab und hält diese vor die Ohröffnung. Nun werden die Schallwellen über die Luft durch das Mittelohr ins Innenohr geleitet. Da Töne über diese sog. Luftleitung normalerweise länger zu hören sind, hört der Patient den Ton wieder. Der Rinne-Test ist in diesem Fall positiv.

Beim Weber-Versuch setzt man die angeschlagene Stimmgabel oben mittig auf den Kopfknochen. Der Patient sollte den erzeugten Ton über die Knochenleitung in beiden Ohren gleichlaut hören. Wenn der Patient den Ton in einem Ohr lauter hört (Lateralisation) ist dies krankhaft. Zur Bewertung des Tests muss bekannt sein welches Ohr das Schwerhörige ist. [66]

Welche der folgenden Aussagen ist <u>nicht</u> korrekt?

(A) Beide der oben genannten Tests beruhen auf dem Prinzip der Knochenleitung.
(B) Hört der Patient beim Weber-Test den Ton in seinem gesunden Ohr lauter, kann dies auf eine Mittelohrschädigung des anderen Ohrs hindeuten.
(C) Eine Störung bzw. Schwerhörigkeit aufgrund einer Innenohrschädigung, heißt auch Schallempfindungsstörung.
(D) Ist der Rinne-Test negativ, hört der Patient den Ton der vorgehaltenen Stimmgabel direkt nach dem Absetzen vom Knochen nicht mehr.
(E) Eine Mittelohrentzündung führt zu einer verschlechterten Schallleitung in das Innenohr und somit zu einer Schwerhörigkeit im entzündeten Ohr.

66 Huppelsberg/Walter 2005

67. Die Netzhaut dient dem Auge zur Wahrnehmung von Lichtreizen. Sie besitzt zwei verschiedene Arten von Photosensoren: Zapfen und Stäbchen. Diese sind Zellen, die den Lichteinfall aufnehmen und mittels ihrer speziellen Sehfarbstoffe in elektrische Signale übersetzen. Diese werden dann zum gesehenen Bild. In dem zentralen Teil der Netzhaut finden sich besonders viele Zapfen, während in der Peripherie Stäbchen dominieren. Es gibt ca. 6 Millionen Zapfen, die für das Farbsehen, das Scharfsehen und das Sehen bei Tageslicht verantwortlich sind. Sie enthalten einen von drei möglichen Farbstoffen (Zapfen-Opsine), die je einen spezifisch optimalen Wellenlängenbereich abdecken, der für rotes, grünes oder blaues Wellenlicht kodiert. Stäbchen hingegen reagieren empfindlicher auf Licht und ermöglichen deshalb auch bei schwachem Licht das Sehen. Ihnen fehlen die Opsine. Mit einer Anzahl von 120 Millionen Stäbchen auf der Netzhaut sind sie den Zapfen zahlenmäßig überlegen.[67]

Welche Aussage trifft <u>nicht</u> zu?

(A) Der zentrale Bereich der Netzhaut ist für das Sehen im Dunklen zuständig.
(B) Schädigungen der Netzhaut gehen mit einer Sehstörung einher.
(C) Die Fähigkeit bei Nacht zu sehen, wird durch die Stäbchen ermöglicht.
(D) Das Verhältnis von Zapfen zu Stäbchen liegt bei 1:20.
(E) Stäbchen besitzen nicht die Voraussetzungen zum Farbsehen.

67 Hahn 2012

68. Das vegetative Nervensystem besteht aus zwei Systemen, die den Körper an strukturelle Bedürfnisse anpassen: Der Sympathikus und der Parasympathikus. Sie vermitteln meist entgegengesetzte Effekte an den Organen und hemmen sich gegenseitig. Der Sympathikus hat generell eine aktivierende Funktion und erhöht die Leistungsbereitschaft des Körpers. Er sorgt zum Beispiel dafür, dass der Körper in einer Gefahrensituation umgehend reagieren kann („fight-or-flight-reaction"). Um seine Wirkung an den verschiedenen Organen entfalten zu können, benötigt er die Übermittlersubstanz Adrenalin. In einer sympathikoaktivierenden Situation erweitert sich die Lunge um eine ausreichende Sauerstoffversorgung sicherzustellen. Die kleineren Blutgefäße ziehen sich zusammen um den Blutdruck zu erhöhen und der Herzschlag wird beschleunigt um eine ausreichende Organdurchblutung sicherzustellen. Der Parasympathikus dient hingegen der Regeneration des Körpers („rest and digest") und wirkt deshalb dem Sympathikus entgegengesetzt. Er hat einen positiven Einfluss auf die Verdauungsorgane und die Harnblase, seine Übermittlersubstanz ist Acetylcholin (ACh).[68]

Welche Aussage/n trifft/treffen nicht zu?

I. Bei einem sympathikusstimulierenden Syndrom fällt der Patient durch eine erhöhte Herzfrequenz, einen Blutdruckanstieg, Schwitzen und Unruhe auf.
II. In einer Prüfungssituation wäre eher der Sympathikus als der Parasympathikus aktiv.
III. Bei einem cholinergen Syndrom, z.B. durch eine ACh-Überdosierung, kommt es zu einem niedrigen Blutdruck und einem verlangsamten Herzschlag.
IV. Ein anticholinerges Syndrom, z.B. durch medikamentöse Unterdrückung von ACh, zeichnet sich durch einen gehemmten Parasympathikus aus.
V. Die Freisetzung von Adrenalin resultiert in einem Anstieg bzw. einer erhöhten Leistungsfähigkeit aller Organe.

(A) Aussage I und III treffen nicht zu.
(B) Nur Aussage V trifft nicht zu.
(C) Nur Aussage II trifft nicht zu.
(D) Nur Aussage III trifft nicht zu.
(E) Keine der oben genannten Aussagen trifft nicht zu.

68 Huppelsberg/Walter 2005

69. Unter dem Calcium-Haushalt werden alle biologischen Prozesse verstanden, die aktiv werden um die Calciumkonzentration im Blut konstant zu halten. Dabei sind im Wesentlichen drei Hormone (Parathormon, Vitamin D und Calcitonin) und drei Organsysteme (Knochen, Darm und Niere) beteiligt. Parathormon (PTH) wird in der Nebenschilddrüse gebildet und muss zunächst durch Vitamin D aktiviert werden. Es steigt bei sinkender Calciumkonzentration (sog. Hypokalzämie) und bewirkt zunächst einen Abbau (Demineralisierung) des Knochens, woraufhin vermehrt Calcium aus dem Knochen in das Blut abgegeben wird. Längerfristig bewirkt es am Darm eine vermehrte Calciumaufnahme und an der Niere eine verminderte Ausscheidung.

Sein Gegenspieler Calcitonin senkt bei erhöhter Calciumkonzentration im Blut die Calciumaufnahme am Darm, sorgt für einen gesteigerten Calciumeinbau in die Knochen (Mineralisation) und bewirkt eine vermehrte Calciumausscheidung über die Niere.[69]

Welche Aussage trifft demnach zu?

(A) Bei einer Hyperkalzämie wird vermehrt PTH ausgeschüttet.
(B) Eine Hypokalzämie regt die Niere an vermehrt Calcium auszuscheiden.
(C) Eine Unterfunktion der Nebenschilddrüse führt zu einer Hypokalzämie.
(D) Die medikamentöse Gabe von PTH hilft dabei, einen Knochen wieder zu mineralisieren.
(E) Ein Vitamin-D Mangel würde die Regulation des Calcium-Haushaltes nicht beeinflussen.

69 Huppelsberg/Walter 2005

70. Als enterohepatischer Kreislauf wird die Zirkulation von Gallensäure von der Leber über die Gallenblase zum Darm und wieder zurück zur Leber bezeichnet. Die Gallensäure wird in der Leber gebildet und ist für die Fettverdauung im obersten Abschnitt des Verdauungstraktes (Dünndarm) zuständig. Nach vollständiger Fettverdauung wird die Gallensäure nicht mehr gebraucht und ca. 90% davon gelangen aus dem Dünndarm über die Blutgefäße zurück zur Leber. Dort wird sie von Leberzellen wieder aufgenommen und in die Gallenblase abgegeben, wo sie erneut zur Fettverdauung bereitsteht. Eine Gesamtmenge von minimal 2 g bis maximal 4 g Gallensäure durchläuft diesen Kreislauf. Der Anteil, der diesen Kreislauf nicht durchwandert, wird mit dem Stuhl ausgeschieden.[70]

Wie groß ist in etwa die minimale bis maximale Menge an Gallensäure, die täglich neu produziert werden muss, um den Verlust von Gallensäure über den Darm auszugleichen?

(A) 1 - 2 g
(B) 100 - 200 mg
(C) 20 - 40 mg
(D) 200 - 400 mg
(E) 0,2 - 0,4 µg

70 Huppelsberg/Walter 2005

71. Das Herz kann in zwei Hälften geteilt werden: Die rechte Seite, die das sauerstoffarme Blut aus dem Körper aufnimmt und in die Lunge leitet und die linke Hälfte, die das mit Sauerstoff angereicherte Blut aus der Lunge in den Körper pumpt. Als Herzversagen bezeichnet man die Unfähigkeit des Herzens bei normaler Blutfüllung den Körper ausreichend mit Blut und somit mit Sauerstoff zu versorgen. Damit ist der Gewebsstoffwechsel nicht mehr sichergestellt und es kommt zu verschiedenen klinischen Symptomen. Unter anderem können zwei verschiedene Arten der Herzversagens unterschieden werden: das Vorwärts- und das Rückwärtsversagen. Ein Rückwärtsversagen entsteht immer dann, wenn das rechte Herz es nicht schafft das einströmende Blut in die Lunge und weiter in das linke Herz zu pumpen. Dies führt dazu, dass sich immer mehr Blut vor dem Herzen sammelt, was zusätzlich die Pumparbeit erschwert. Sind die Gefäße maximal mit Blut gestaut, tritt dieses in das umliegende Gewebe über und verursacht Wassereinlagerungen, sog. Ödeme, was z.B. in der Lunge zu schwerer Atemnot führt. Hat das Herz eine verringerte Auswurfleistung und schafft es nicht mehr das Blut aus der linken Seite in den Körper zu pumpen, besteht ein Vorwärtsversagen. Das Blut kann sich dann im linken Herzen ansammeln und es resultiert eine Minderversorgung des Körpers.[71]

Welche der folgenden Aussage/n trifft/treffen zu?

I. Beim Vorwärtsversagen kommt es zu einer Minderdurchblutung des Körpers.
II. Eine mögliche Ursache des Rückwärtsversagens ist eine Schwäche des rechten Herzens.
III. Ein Vorwärts- und ein Rückwärtsversagen können theoretisch nebeneinander bestehen.
IV. Bei einem Vorwärtsversagen kann es zu einer Minderversorgung des Körpers mit Sauerstoff kommen.
V. Eines von vielen Symptomen bei einem Rückwärtsversagen ist die Entstehung von Ödemen.

(A) Aussage I, III und IV treffen zu.
(B) Nur Aussage II trifft zu.
(C) Die Aussagen II, III und V treffen zu.
(D) Nur die Aussage III trifft zu.
(E) Alle der oben genannten Aussagen treffen zu.

71 Huppelsberg/Walter 2005

72. In der Natur kommt Kohlenstoff in verschiedenen Formen vor, von denen die Formen ^{12}C (Anteil am Gesamtkohlenstoff ~ 98,9%) und ^{13}C (Anteil ~ 1,1%) beide eine stabile Variante (stabiles Isotop) darstellen. Das Isotop ^{14}C ist hingegen instabil, da es radioaktiv ist und zerfällt. Seine Halbwertszeit, d.h. die Zeitspanne in der die Hälfte an radioaktiven Atomen zerfällt, beträgt ~ 5.730 Jahre. ^{14}C wird in den oberen Schichten der Erdatmosphäre durch eine Kernreaktion konstant neu gebildet. Durch eine Reaktion mit Sauerstoff wird aus Kohlenstoff CO_2 gebildet. Pflanzen nehmen zwecks ihres Energiestoffwechsels, der Photosynthese, ständig CO_2 auf. Die in Pflanzen enthaltenen Kohlenstoffisotope entsprechen daher ihren jeweiligen Anteilen in der Atmosphäre. Nach dem Absterben einer Pflanze stellt diese die Vorgänge der Photosynthese endgültig ein.[72]

Welche Aussage/n trifft/treffen zu?

I. Die Halbwertszeit gilt für alle Kohlenstoff-Isotope.
II. Nach dem Absterben der Pflanze sinkt der Anteil von ^{14}C in der Pflanze.
III. Der Anteil von ^{13}C sinkt nach dem Absterben der Pflanze.
IV. Durch den Anteil von ^{14}C kann das Alter von totem Pflanzenmaterial bestimmt werden.
V. Nach 11.460 Jahren sind bereits 75% des in der Pflanze enthaltenden ^{14}C verfallen.

(A) Nur II. und IV. treffen zu.
(B) Nur I., III. und IV. treffen zu.
(C) Nur IV., und V. treffen zu.
(D) Nur II., IV. und V. treffen zu.
(E) Alle Aussagen treffen zu.

72 Zeeck 2005

3.4 VIERTE SIMULATION

Mit den folgenden Aufgaben wird das Verständnis für naturwissenschaftliche und medizinische Sachverhalte geprüft. Dabei geht es darum, komplexe naturwissenschaftliche Texte zu verstehen und daraus logische Schlüsse ableiten zu können.
Bei jeder Aufgabe ist die im Sinne der Fragestellung zutreffende Lösung auf dem Antwortbogen zu markieren.
Zur Bearbeitung der folgenden **24 Aufgaben** stehen **60 Minuten** zur Verfügung.

73. Bei allen Lebewesen wird die Erbinformation von einem spezifischen Biomolekül, der DNA (Desoxyribonukleinsäure), getragen. Genauer betrachtet besteht die DNA aus Nukleotiden, die wiederum jeweils aus einem Zuckeranteil, einem Phosphatrest und einer von vier verschiedenen Basen bestehen. Die Basen der DNA sind Adenin (A), Guanin (G), Thymin (T) und Cytosin (C). Da die DNA als Doppelstrang gewunden vorliegt, müssen immer zwei Basen verbunden sein. Dabei können nur komplementäre Basenpaare vereint werden. Adenin und Thymin liegen verbunden über zwei Wasserstoffbrücken vor, Guanin und Cytosin verbunden über drei Wasserstoffbrücken. Das Verhältnis komplementärer Basen zueinander beträgt 1:1.[73]

Die DNA eines Lebewesens hat einen Anteil der Base Thymin von 32%. Wie groß ist der Anteil von Guanin?

(A) 18%
(B) 32%
(C) 23%
(D) 36%
(E) 20%

73 Vgl. Schaaf/Zschocke 2008

74. Der grüne Knollenblätterpilz (Amanita phalloides) ist für den Menschen hochgiftig. Schon der Verzehr eines einzigen Pilzes kann tödlich sein. Schuld daran ist unter anderem das enthaltene Toxin α-Amantadin. Es bindet an das Enzym RNA-Polymerase und blockiert dieses. Die RNA-Polymerase ist essenziell für die Übersetzung der DNA in RNA (Transkription). Sie katalysiert die Entwindung der DNA-Doppelhelix und initiiert die RNA-Synthese. Für die Verlängerung des RNA-Stranges (Elongation) liest sie die DNA in 3´-5´-Richtung ab. Ein Ablesen in 5'-3'-Richtung ist durch die spezifische Konfiguration des Enzyms nicht möglich. Erste Symptome treten meist nach 8 Stunden auf, ein Leberversagen nach ca. 5 Tagen. Dieses kann nach ungefähr 10 Tagen zum Tod führen.[74]

Welche Aussage/n über α-Amantadin ist/sind richtig?

I. Es stört die Transkription.
II. Es verändert die Leserichtung des DNA-Stranges.
III. Es verhindert die Elongation.
IV. Es entwindet die DNA-Doppelhelix.

(A) I. und II. sind richtig.
(B) I., II. und III. sind richtig.
(C) II. und III. sind richtig.
(D) I. und III. sind richtig.
(E) Alle Aussagen sind richtig.

74 Vgl. Schaaf/Zschocke 2008

75. In der Schilddrüse werden zwei lipophile Hormone synthetisiert: Thyroxin (T4) und Trijodthyronin (T3). Sie wirken stimulierend auf den menschlichen Metabolismus, indem sie z.B. den Blutzuckerspiegel erhöhen, die Wärmeproduktion anregen und das Herzzeitvolumen steigern. Ihre Bildung wird stimuliert vom Thyreotropin (TSH), welches in der Hypophyse gebildet und freigesetzt wird. Die Freisetzung von TSH wiederum wird angeregt vom Thyreotropin-Releasing-Hormon (TRH), welches seinerseits im Hypothalamus synthetisiert wird. Hohe T3- und T4-Spiegel im Blut hemmen im Sinne eines negativen Feedbacks die Freisetzung von sowohl TSH als auch TRH. Funktionsstörungen der Schilddrüse werden unterschieden nach der Ursachenebene. Bei primären Störungen liegt die Ursache auf Ebene der Schilddrüse. Folglich findet sich die Ursache sekundärer Störungen auf Ebene der Hypophyse und die tertiärer Störungen auf Ebene des Hypothalamus.[75]

Welche Hormonveränderung passt zu welcher Ursache?

(A) T3/T4 erhöht, TSH normal, TRH normal bei primärer Überfunktion der Schilddrüse
(B) T3/T4 erniedrigt, TSH erniedrigt, TRH normal bis erhöht bei Unterfunktion der Hypophyse
(C) T3/T4 erniedrigt, TSH erhöht, TRH erhöht bei Überproduktion von TRH
(D) T3/T4 erniedrigt, TSH erniedrigt, TRH erniedrigt bei primärer Unterfunktion der Schilddrüse
(E) T3/T4 erhöht, TSH erhöht, TRH erhöht bei Überproduktion von TSH

75 Vgl. Königshoff/ Brandenburger 2007

76. Die kleinste Einheit der Niere bildet das Nephron. Es besteht aus dem Nierenkörperchen (Glomerulus), in dem der Primärharn filtriert wird, und den Nierenkanälchen (Tubulussystem), in denen durch Resorption und Sekretion kleiner Moleküle (H_2O, Natrium, etc.) der Sekundärharn gebildet wird. Die Filtration im Glomerulus geschieht über eine Blut-Harn-Schranke, die aus drei Teilen besteht. Zum einen grenzt das gefensterte Endothel der Glomeruluskapillaren an das Blut. Die Fenster sind 50-100 nm groß und undurchlässig für Moleküle mit einer Masse > 200 kDa. Zum anderen liegt direkt am Endothel eine Basalmembran, die negativ geladene Proteine enthält. An ihr werden gleichartig geladene Moleküle abgestoßen. Als letzte Barriere finden sich Podozyten, die mit ihren Fortsätzen eine Art Gitternetz bilden, deren Spalträume ca. 5 nm breit sind. Sie sind undurchlässig für Moleküle > 70 kDa.[76]

Welche Aussage/n zur Blut-Harn-Schranke trifft/treffen zu?

I. Die Blut-Harn-Schranke ist selektiv für Masse.
II. Negativ geladene Proteine wie Albumin können die Schranke passieren.
III. Kleine Moleküle wie Wasser und Elektrolyte können die Schranke passieren.
IV. Bei einer Schädigung der Podozyten kann ein Molekül mit 80 kDa die Blut-Harn-Schranke passieren.

(A) I. ist richtig.
(B) I. und II. sind richtig.
(C) I., III. und IV. sind richtig.
(D) III. und IV. sind richtig.
(E) Alle Aussagen sind richtig.

---

76 Vgl. Huppelsberg/ Walter 2005

77. Im menschlichen Körper gibt es verschiedene Nervenfasern, die sich in ihrer Leitfähigkeit unterscheiden. Maßgeblich für die Leitfähigkeit sind dabei vor allem zwei Eigenschaften. Zum einen verliert eine Nervenfaser, die nicht isoliert ist, ständig Strom an die Umgebung, wodurch die Erregung stetig abnimmt. Deshalb besitzen einige Fasern eine Myelinscheide (Myelinisierung). Diese dienen nicht nur der Isolation, sondern beschleunigen auch die Erregungsfortleitung, da die Erregung Abschnitte der Fasern überspringen kann (saltatorische Fortleitung). Zum anderen ist der Innenlängswiderstand der Faser entscheidend. Die Faser stellt einen Widerstand für die Erregungsausbreitung dar, der mit der Dicke der Faser variiert. Er nimmt mit dem Quadrat des Faserdurchmessers ab. So kommt es, dass Nerven je nach Lokalisation und Aufgabe verschieden aufgebaut sind.[77]

Welche Aussage ist demnach richtig?

(A) Dünne, myelinisierte Fasern leiten am schnellsten.
(B) Dicke, myelinisierte Fasern leiten am schnellsten.
(C) Dünne, nicht myelinisierte Fasern leiten am schnellsten.
(D) Dicke, nicht myelinisierte Fasern leiten am schnellsten.
(E) Mittelgroße, myelinisierte Fasern leiten am schnellsten.

77 Vgl. Huppelsberg/ Walter 2005

78. Die Sehbahn dient der Verarbeitung und Weiterleitung der Informationen, die über das Sinnesorgan Auge aufgenommen werden. Ihr Beginn liegt auf der Netzhaut (Retina) beider Augen, die jeweils in eine nasale und eine temporale Hälfte eingeteilt werden kann. Hier liegen bereits die ersten drei verarbeitenden Neuronen: Photosensoren (1.), Bipolarzellen (2.) und Ganglienzellen (3.). Nach dem dritten Neuron verlässt die Sehinformation das Auge über den jeweiligen Sehnerv (Nervus opticus). Im Chiasma opticum treffen sich die Informationen des rechten und linken Nervus opticus. Während die Fasern der temporalen Retinahälften unverändert auf ihrer jeweiligen Seite verlaufen, kreuzen die Fasern der nasalen Retinahälften und laufen jeweils auf der Gegenseite weiter. Die Fasern der temporalen Retinahälften bilden jeweils zusammen mit den kreuzenden Fasern der medialen Retinahälften den Tractus opticus und enden im Thalamus. Hier erfolgt die Umschaltung auf das 4. Neuron im Corpus geniculatum laterale. Von dort aus gelangen die Fasern zur weiteren Verarbeitung in die primäre Sehrinde im Okzipitallappen des Großhirns.[78]

Welche Aussage/n über die Sehbahn trifft/treffen zu?

I. Bei einer Schädigung des rechten Tractus opticus kann die Information der temporalen Retinahälfte des rechten Auges, sowie der nasalen Retinahälfte des linken Auges nicht mehr fortgeleitet werden.
II. Bei einer Schädigung des rechten Tractus opticus kann die Information der temporalen Retinahälfte des linken Auges, sowie der nasalen Retinahälfte des rechten Auges nicht mehr fortgeleitet werden.
III. Im linken vierten Neuron kommen Informationen aus dem rechten und dem linken Auge an.
IV. Im rechten dritten Neuron kommen Informationen aus dem rechten und dem linken Auge an.
V. Bei einer Schädigung des linken Nervus opticus können Teile der Information beider Augen nicht mehr weitergeleitet werden.

(A) I., III. und IV. treffen zu.
(B) I. und III. treffen zu.
(C) II. und III. treffen zu.
(D) II., IV. und V. treffen zu.
(E) alle Aussagen treffen zu.

78 Vgl. Huppelsberg/ Walter 2005

79. 1 von 1.000 Kindern weist bei der Geburt eine Hörstörung auf. Dies ist am häufigsten auf genetische Ursachen zurückzuführen. Es existieren mehrere Mutationen auf unterschiedlichen Genen, wie z.B. den Genen GJB2 oder GJB6, die zu einer Hörstörung führen können. Die meisten dieser Mutationen werden autosomal-rezessiv vererbt, d.h. beide Elternteile müssen die gleiche Mutation haben, damit ein Kind erkrankt. Erhält das Kind von einem Elternteil eine spezifisch mutierte Genkopie und von dem anderen eine nicht-identische Kopie (Heterozygotie), ist es zwar Träger der Mutation, bleibt aber gesund. Weitere wichtige Ursachen angeborener Hörstörungen sind vorgeburtliche (pränatale) Infektionen, wie beispielsweise Toxoplasmose oder Röteln.[79]

Welche Aussage lässt sich aus dem Text ableiten?

(A) Heterozygotie bedeutet das Tragen zwei identischer Genkopien.
(B) Angeborene Hörstörungen sind am häufigsten auf Infektionen zurückzuführen.
(C) Ein Kind des Trägers einer GJB2-Mutation wird auf jeden Fall an einer Hörstörung leiden.
(D) Ein zweijähriges, an Röteln erkranktes Kind, ist gefährdet eine Hörstörung zu erwerben.
(E) Eltern, die beide an einer angeborenen Hörstörung leiden, können unter Umständen ein gesundes Kind zur Welt bringen.

79 Vgl. Schaaf/ Zschocke 2008

80. Als Skelettmuskulatur werden Muskeln bezeichnet, die für die willkürliche Bewegung des Körpers zuständig und mehrheitlich am Skelett befestigt sind. Die Eigenschaften dieser Muskulatur ermöglichen unterschiedliche Kontraktionsarten. Eine Kontraktion, bei der die Muskellänge konstant bleibt und seine Spannung steigt, ist isometrisch. Ein Beispiel dafür ist das Halten eines Gegenstandes auf einer bestimmten Höhe. Eine Kontraktion, bei der die Muskellänge sich verkürzt und seine Spannung konstant bleibt, ist isotonisch. Ein Beispiel hierfür ist das Anheben eines Gegenstandes. Beide Kontraktionen können auch kombiniert vorkommen, so etwa wenn beim Kieferschluss die beiden Kiefer in einer isotonischen Kontraktion zusammengeführt werden und darauf eine isometrische Anspannung folgt. Die meisten Bewegungen sind jedoch auxotonisch, d.h. Länge und Spannung des Muskels ändern sich gleichzeitig.[80]

Welche Aussage trifft zu?

(A) Die Skelettmuskulatur lässt sich nicht willkürlich bewegen.
(B) Bei der isometrischen Kontraktion variiert die Länge des Muskels.
(C) Bei der isotonischen Kontraktion bleibt die Muskelspannung konstant.
(D) Bei der auxotonischen Kontraktion folgt eine isometrische auf eine isotonische Kontraktion.
(E) Beim Anheben eines Gegenstandes bleibt die Muskellänge konstant.

80 Vgl. Huppelsberg/Walter 2005

81. Schmerzmittel, die körpereigene Endorphine imitieren, sind Opioide. Opioide unterscheiden sich in ihrer Wirkung und ihren Nebenwirkungen, abhängig von ihrer Bindungsstärke (Affinität) zu den Rezeptoren OP1, OP2 und OP3. Der Rezeptor OP1 löst eine starke Abhängigkeit aus und verursacht eine Abflachung der Atmung (Atemdepression). Der Rezeptor OP2 vermittelt eine mäßige Schmerzlinderung (Analgesie) und eine Beruhigung ohne Atemdepression. Er verursacht eine missmutige Stimmung, wodurch die Suchtgefahr niedriger ist. Neben einer starken Analgesie vermittelt der OP3-Rezeptor auch eine gehobene Stimmung. Durch ihn ausgelöste Nebenwirkungen sind Unterkühlung, Verstopfung und Atemdepression.[81]

Welche Aussage/n über Opioide trifft/treffen zu?

I. Alle Opioide verursachen eine Atemdepression.
II. Bei starken Schmerzen empfiehlt sich die Gabe eines OP3-affinen Opioids.
III. Alle Opioide lösen mit gleicher Wahrscheinlichkeit eine Abhängigkeit aus.
IV. Ein OP3-affines Opioid birgt die meisten Nebenwirkungen.
V. Bei mäßig starken Schmerzen kommt am ehesten ein OP2-affines Opioid in Frage.

(A) I. und III. treffen zu.
(B) I., II. und IV. treffen zu.
(C) II. und IV. treffen zu.
(D) II., IV. und V. treffen zu.
(E) keine Aussage trifft zu.

81 Vgl. Herdegen 2008

82. Krankheitserreger besitzen unterschiedliche Fähigkeiten um in einem definierten Zielorganismus (Wirt) eine Krankheit zu erzeugen. Für die Initiierung einer Infektion besitzen manche Erreger Oberflächenkomponenten, die ein Anheften an Rezeptoren der Wirtsoberfläche ermöglichen (Adhäsine). Ist für die Vermehrung des Erregers eine komplette Aufnahme in die Wirtszelle nötig, so besitzen diese Erreger häufig noch zusätzliche Komponenten, die ihnen das Eindringen erleichtern (Invasine). Der Wirt reagiert auf den Krankheitserreger normalerweise mit einer Immunantwort, bei der u.a. Fresszellen (Phagozyten) und Botenstoffe freigesetzt werden. Zur Umgehung der immungesteuerten Elimination können einige Erreger Stoffe freisetzen. Aggressine können beispielsweise Phagozyten schädigen. Moduline beeinflussen die Freisetzung von Botenstoffen, während Impedine die Immunantwort direkt hemmen.[82]

Welche Aussage/n sind folglich richtig?

I. Aggressine können Zellen direkt schädigen.
II. Ein Erreger kann sich mittels Invasinen an einen Wirt anheften.
III. Adhäsine und Invasine dienen der Umgehung der Immunantwort.
IV. Moduline verändern die Zelloberfläche des Wirtes.
V. Phagozyten sind Teil der Immunantwort des Wirtes auf einen Krankheitserreger.

(A) I. und II. treffen zu.
(B) I. und V. treffen zu.
(C) I., II. und V. treffen zu.
(D) I., III., IV. und V. treffen zu.
(E) Alle Aussagen treffen zu.

82 Vgl. Groß 2006

83. Noroviren zählen zu den häufigsten Ursachen einer akuten Magen-Darm-Entzündung beim Menschen. Infektionen finden gehäuft im Winter und in größeren Einrichtungen (z.B. Heim, Krankenhaus, Kreuzfahrtschiff) durch Übertragung von Mensch zu Mensch oder durch kontaminierte Lebensmittel statt. Die Inkubationszeit (die Zeit von der Infektion bis zu den ersten Symptomen) beträgt 12 - 48 Stunden. Die rapide Ausbreitung des Virus geht u.a. darauf zurück, dass von einem Patienten noch 48 Stunden nach Abklingen der Symptome eine Ansteckungsgefahr ausgeht. Eine Norovirus-Infektion äußert sich in plötzlich beginnendem Erbrechen, Durchfall, Bauchschmerzen und schwachem Fieber. Die Therapie basiert auf dem Ausgleich von Wasser und Elektrolyten, welche durch den Brechdurchfall verloren gehen, sowie strengen Hygienemaßnahmen. Nach überstandener Infektion ist ein Patient für ungefähr ein Jahr immun gegen den Erreger.[83]

Welche Aussage lässt sich aus dem Text ableiten?

(A) Noroviren befallen bevorzugt Kinder.
(B) Bei Durchfall und hohem Fieber ist sofort an eine Norovirus-Infektion zu denken.
(C) Krankenhäuser sind durch ihre hohen Hygienestandards besonders gut vor Norovirus-Epidemien geschützt.
(D) Die Therapie einer Norovirus-Infektion basiert nicht auf der Vernichtung des Virus.
(E) Die Infektion mit dem Norovirus erfolgt mindestens 3 Tage vor Beginn der ersten Symptome.

83 Vgl. Groß 2006

84. Plasmodien sind Erreger der Malaria, einer Tropenkrankheit, die zu periodischem Fieber, Schüttelfrost und Krämpfen führt. Sie ist besonders auf dem afrikanischen Kontinent, Südamerika und Asien verbreitet. Die Erreger durchlaufen verschiedene Entwicklungsstadien in verschiedenen Wirten. Als sog. Sporozoiten werden sie durch den Stich der weiblichen Anopheles-Mücke in die Blutbahn des Menschen übertragen. Nach ca. ½ Stunde befallen sie Leberzellen, wo sie sich zunächst ungeschlechtlich zu Leberschizonten vermehren und anschließend zu tausenden Merozoiten teilen. Ist dieser Vorgang abgeschlossen, initiieren die Erreger eine Zerstörung der Leberzelle und werden wieder in die Blutbahn freigesetzt. Ihrem weiteren Wachstum dienen rote Blutkörperchen (Erythrozyten), in denen sie zu Trophozoiten und anschließend zu Blutschizonten reifen. Beim Platzen der befallenen Erythrozyten wird zum einen durch Botenstoffe ein charakteristischer Fieberschub ausgelöst, zum anderen werden die geschlechtlichen Zellen der Plasmodien (Gametozyten) frei. Beim nächsten Stich einer Anopheles-Mücke gelangen die Gametozyten in den Darm des Insekts. Hier findet die geschlechtliche Fortpflanzung der Plasmodien statt, woraus wiederum die infektiösen Sporozoiten entstehen.[84]

Welche Aussage/n zum Erreger der Malaria trifft/treffen zu?

I. Merozoiten sind das direkte Ergebnis einer geschlechtlichen Vermehrung von Plasmodien.
II. Plasmodien benötigen für ihren Lebenszyklus zwei verschiedene Wirte.
III. Alle Reproduktionsstadien der Plasmodien finden im infizierten Menschen statt.
IV. Schizonten finden sich ausschließlich in der Blutbahn.
V. Die charakteristischen Fieberschübe der Malaria treten zum Zeitpunkt der Freisetzung der Gametozyten in die Blutbahn auf.

(A) Nur I. trifft zu.
(B) Nur II. trifft zu.
(C) Nur V. trifft zu.
(D) II. und IV. trifft zu
(E) II. und V. trifft zu.

84 Vgl. Groß 2006

85. Alle Biomembranen, wie z.B. die Zellmembran, weisen einen einheitlichen Aufbau auf. Grundlegend sind Proteine, die in eine Doppelschicht aus Phospholipiden, Glykolipiden und Cholesterin eingelagert sind. Die Phospholipide orientieren sich mit ihren hydrophilen (gr. wasserliebenden) Köpfen nach außen und mit ihren hydrophoben (gr. wassermeidenden) Schwänzen nach innen. Aus diesem Aufbau folgt eine der wichtigsten Funktionen von Biomembranen: die Abgrenzung zweier wässriger Milieus voneinander. Geladene Teilchen und größere Moleküle können nur über verschiedene Transportmechanismen passieren. Durch die Einlagerung von Cholesterin kommt es zu einer geringeren Versteifung der Biomembran und damit zur maßgeblichen Beeinflussung der Fließfähigkeit (Fluidität). Hierdurch wird eine seitliche (laterale) Verschiebung der Proteine innerhalb der Membran ermöglicht (Fluid-Mosaic-Modell). Die ebenfalls eingelagerten Glykolipide sind an der Bildung der Glykokalix, einer kohlenhydrathaltigen Hülle um die Membran, beteiligt. Durch die Glykokalix werden beispielsweise Interaktionen zwischen verschiedenen Zellen ermöglicht.[85]

Welche Aussage lässt sich aus dem Text ableiten?

(A) Das Fluid-Mosaic-Modell besagt, dass Proteine innerhalb einer Membran beweglich sind.
(B) Das Fluid-Mosaic-Modell besagt, dass Proteine die Membran jederzeit verlassen können.
(C) Ohne Cholesterin wäre die Membran fließfähiger.
(D) Dank der Glykolipide ist die Membran undurchlässig für viele Stoffe.
(E) Die Köpfe der Phospholipide sind hydrophob.

85 Vgl. Ulfig 2011

86. Lysosomen sind Zellbestandteile, die im Golgi-Apparat gebildet werden und als Verdauungsorganellen fungieren. Sie sind in der Lage sowohl körpereigene (Autophagie), als auch Fremdstoffe (Heterophagie) mit Hilfe spezifischer Enzyme abzubauen. Bei der Heterophagie kann zwischen dem Abbau flüssiger und fester Fremdstoffe unterschieden werden. Flüssige Stoffe werden zunächst von der Zelle aufgenommen (Pinozytose) und in membranartigen Hüllen, den sog. Endosomen, verpackt. Das Endosom verschmilzt mit einem Lysosom zum Endolysosom, worin die flüssigen Stoffe von passenden Enzymen aus dem Lysosom, den Hydrolasen, abgebaut werden. Feste, körperfremde Stoffe werden ebenfalls zunächst von der Zelle aufgenommen (Phagozytose) und in sog. Phagosomen verpackt. Diese verschmelzen mit je einem Lysosom zum Heterolysosom, worin der Fremdstoff von verschiedenen Enzymen abgebaut wird. Die Funktion der Autophagie trägt zu Zellerneuerung und Zellumbau bei. Damit sich die Lysosomen durch ihre Enzyme nicht selbst verdauen, sind diese von einer kohlenhydratreichen Schicht ausgekleidet.[86]

Welche Aussage/n trifft/treffen zu?

I. Bakterien werden in einem Heterolysosom durch Enzyme abgebaut.
II. Endosomen beinhalten Enzyme zum Stoffabbau.
III. Ein flüssiger Fremdstoff wird per Phagozytose von der Zelle abgebaut.
IV. Durch Pinozytose kann ein Bakterium in die Zelle aufgenommen werden.
V. Die Selbstverdauung eines Lysosoms wäre eine Heterophagie.

(A) Nur I. trifft zu.
(B) I. und II. treffen zu.
(C) II. und III. treffen zu.
(D) IV. und V. treffen zu.
(E) Nur V. trifft zu.

86 Vgl. Ulfig 2011

87. Katecholamine sind wichtige biogene Amine, deren bekannteste Vertreter Adrenalin und Noradrenalin sind. Sie wirken als Hormone und Neurotransmitter und werden sowohl vom Körper selbst, als auch als Arzneimittel hergestellt. Unter anderem beeinflussen sie den Blutdruck maßgeblich, indem sie Gefäße entweder verengen (Vasokonstriktion) und so den Blutdruck steigern oder erweitern (Vasodilatation) und so den Blutdruck senken. Dafür wirken sie über zwei verschiedene Rezeptoren an den Gefäßwänden. Der α_1-Rezeptor vermittelt eine Vasokonstriktion, der β_2-Rezeptor eine Vasodilatation. Noradrenalin bindet vorwiegend an α-Rezeptoren, während Adrenalin an beide Rezeptor-Typen bindet. Die β-Rezeptoren reagieren schon auf niedrige Konzentrationen von Katecholaminen, während die α-Rezeptoren erst bei höheren Konzentrationen reagieren, dann jedoch überwiegen. β-Rezeptoren kommen gehäuft in der Muskulatur vor. α-Rezeptoren finden sich hingegen häufiger im Magen-Darm-Trakt.[87]

Welche Aussage/n trifft/treffen zu?

I. Noradrenalin senkt den Blutdruck.
II. Adrenalin senkt in geringer Konzentration den Blutdruck.
III. Adrenalin senkt in hoher Konzentration den Blutdruck.
IV. Noradrenalin vermittelt eine Erweiterung der Gefäße der Muskulatur.
V. Noradrenalin vermittelt eine Verengung der Gefäße im Magen-Darm-Trakt.

(A) Nur I. trifft zu.
(B) Nur II. trifft zu.
(C) II. und V. treffen zu.
(D) III. und IV. treffen zu.
(E) III. und V. treffen zu.

87 Vgl. Huppelsberg/Walter 2005

88. Das menschliche Mittelohr besteht aus dem Trommelfell, der Paukenhöhle und der Tube. Das Trommelfell wird von ankommenden Tönen in Form von Schallwellen in Schwingung gebracht. Die Schwingungen werden übertragen auf eine Gehörknöchelchenkette in der Paukenhöhle: Vom Hammer (Malleus) erfolgt die Übertragung auf den Amboss (Incus) und den Steigbügel (Stapes). Anschließend werden die Schwingungen auf eine Flüssigkeit im Innenohr übertragen und dort in Nervenreize umgewandelt. Neben den Gehörknöchelchen befindet sich im Mittelohr noch der Muskel M. stapedius, der vom Gesichtsnerv (Nervus facialis) innerviert wird und bei lauten Geräuschen für eine Schalldämpfung sorgt, indem er die Schwingungsfähigkeit des Stapes bremst. Über die Tube ist die Paukenhöhle mit dem Rachenraum verbunden, wodurch ein Druckausgleich möglich wird.[88]

Welche Aussage lässt sich aus dem Text ableiten?

(A) Im Mittelohr werden Schallwellen in Nervenreize umgewandelt.
(B) Bei einem Ausfall des Nervus facialis kann keine Schalldämpfung lauter Geräusche mehr stattfinden.
(C) Das Trommelfell gibt seine Schwingungen direkt an den Incus weiter.
(D) Bei einer Zerstörung der Gehörknöchelchen werden die Schallwellen über Muskeln weitergeleitet.
(E) Die Paukenhöhle bildet einen abgeschlossenen, sterilen Raum.

88 Vgl. Huppelsberg/Walter 2005

89. Bei der Befruchtung treffen Eizelle und Spermium aufeinander und mütterliches und väterliches Erbgut verschmelzen. Da die Verteilung der Gene auf die Keimzellen zufällig ist, unterscheiden sich die Ergebnisse jeder Befruchtung voneinander. Normalerweise weisen Geschwister eine durchschnittliche genetische Identität von 50% auf. Mittlerweile ist jede 40. Geburt weltweit eine Zwillingsgeburt. Man unterscheidet zweieiige (dizygote) von eineiigen (monozygoten) Zwillingen. Dizygote Zwillinge entstehen durch die gleichzeitige Reifung zweier Eizellen in einem Zyklus, die von zwei Spermien unabhängig voneinander befruchtet werden. Monozygote Zwillinge entstehen aus einer einzigen befruchteten Eizelle, die sich in den ersten Tagen der Entwicklung teilt. Eine seltene Form der monozygoten Schwangerschaft ist die unvollständige Trennung der Eizelle zu einem späteren Zeitpunkt der Entwicklung. Es entstehen zwei miteinander verbundene Kinder, die sich u.U. Organe teilen (siamesische Zwillinge).[89]

Welche Aussage lässt sich aus dem Text ableiten?

(A) Siamesische Zwillinge entstehen nach der Befruchtung mit zwei verschiedenen Spermien.
(B) Bei der Entstehung der Keimzellen werden die Gene nach einem logischen Muster verteilt.
(C) Monozygote Zwillinge sind zu 100% genetisch identisch.
(D) Dizygote Zwillinge sind zu 100% genetisch identisch.
(E) Die Trennung eineiiger Zwillinge erfolgt normalerweise nach der Organentwicklung.

89 Vgl. Schaaf/Zschocke 2008

90. Chorea Huntington (im Folgenden C.H. abgekürzt) gehört zu den genetischen Erkrankungen, bei der durch einen Gendefekt eine Dreiersequenz von Informationsträgern der DNA (Basen) wiederholt auftritt (sog. Triplett-Repeats). Im Falle der C.H. kommt die Abfolge „CAG" in unterschiedlicher Häufigkeit vor. Personen mit 10-35 Repeats erkranken nicht. Bei Personen mit 36-39 Repeats treten nur vereinzelt Symptome auf. Personen mit 40 oder mehr Repeats erkranken dagegen immer. Typische Symptome der C.H. sind Bewegungsstörungen, Hirnleistungsstörungen und Wesensveränderung. Eine Besonderheit der Vererbung dieser Erkrankung ist die paternale Antizipation: vererbt der Vater eine Genkopie mit dem Triplett-Repeat, erhöht sich durch die Instabilität der Kopie die Anzahl der Repeats beim Kind. Im Kindes- und Jugendalter sind die Betroffenen fast immer unauffällig. Erst zwischen 30 und 50 Jahren manifestieren sich erste Symptome. Es besteht eine umgekehrte Wechselwirkung (inverse Korrelation) zwischen der Anzahl der Repeats und dem Erkrankungsalter.[90]

Welche Aussage/n lässt/lassen sich aus dem Text ableiten?

I. Ein Vater hat 36 Repeats und keine Symptome einer C.H. Sein Sohn wird mit hoher Wahrscheinlichkeit ebenfalls keine Symptome haben.
II. Je mehr Repeats, desto älter ist der Patient bei den ersten Symptomen.
III. Eine früherer Erkrankungsbeginn ist eher bei Vererbung durch den Vater zu erwarten.
IV. Ein Kind mit Chorea Huntington ohne Symptome lässt sich ohne Gen-Diagnostik nicht von einem gesunden Kind unterscheiden.
V. Die paternale Antizipation besagt, dass C.H. nur vom Vater vererbt werden kann.

(A) I. und II. treffen zu.
(B) Nur III. trifft zu.
(C) III. und IV. treffen zu.
(D) III., IV. und V. treffen zu.
(E) Alle Aussagen treffen zu.

90 Vgl. Schaaf/Zschocke 2008

91. Knochen bezeichnet eine besonders harte Substanz, die das Skelett aller Wirbeltiere bildet. Dabei handelt es sich jedoch nicht um einen toten Stoff, sondern um ein vitales Gewebe, welches, reguliert von verschiedenen Hormonen, einem ständigen Auf- und Umbau unterliegt. Die Hormone beeinflussen substanzaufbauende Zellen (Osteoblasten) oder substanzabbauende Zellen (Osteoklasten) und stehen in einem sensiblen Gleichgewicht. Das weibliche Sexualhormon Östrogen, sowie das männliche Sexualhormon Testosteron stimulieren Osteoblasten und sorgen so für einen stärkeren Knochenaufbau. Dies ist vor allem für Frauen nach den Wechseljahren von Bedeutung, da bei Ihnen die Östrogenspiegel deutlich sinken. Schilddrüsenhormone induzieren ein Wachstum des Knochens in die Länge. Das aus der Nebenschilddrüse stammende Parathormon stimuliert Osteoklasten und setzt Calcium ins Blut frei. Sein Gegenspieler Calcitonin senkt den Knochenabbau und sorgt für die Einlagerung von Calcium in den Knochen, was den Blutspiegel von Calcium senkt.[91]

Welche Aussage/n lässt/lassen sich ableiten?

I. Ein stark erhöhtes Calcium im Blut kann durch Calcitonin gesenkt werden.
II. Bei einer Überfunktion der Nebenschilddrüse kann es zu einem vermehrten Abbau von Knochensubstanz kommen.
III. Bei einem Schilddrüsenhormon-Mangel kann es zu einem verringertem Körperwachstum (Kleinwuchs) kommen.
IV. Nach den Wechseljahren sind Frauen gefährdet an Knochenschwund (Osteoporose) zu erkranken, da ihre Östrogenspiegel abfallen.

(A) Nur I. lässt sich ableiten.
(B) II. und III. lassen sich ableiten.
(C) I., II. und III. lassen sich ableiten.
(D) III. und IV. lassen sich ableiten.
(E) Alle Aussagen lassen sich ableiten.

91 Vgl. Huppelsberg/Walter 2005

92. Das Bakterium Clostridium botulinum ist höchst widerstandsfähig und hitzebeständig. In seiner Überdauerungsform (Spore) kann es jahrzehntelang z.B. in der Erde überleben und anschließend reaktiviert werden. Es bildet eines der bekanntesten und stärksten Gifte, welches Botulinum-Toxin (Botox) genannt wird. Das Toxin wird von Nervenendigungen aufgenommen und verhindert hier die Freisetzung von Acetylcholin, einem Signaltransmitter. Bekannt ist es nicht nur aus der Schönheitschirurgie, sondern auch als Verursacher schwerwiegender Lebensmittelvergiftungen. Typischerweise kommt es nach dem Verzehr kontaminierter Konserven zu Lähmungen und einer Herabsetzung der Herzfrequenz. Es besteht Lebensgefahr durch eine mögliche Atemlähmung. Das entstehende Krankheitsbild Botulismus ist in der Regel eine reine Vergiftung und somit nicht ansteckend.[92]

Welche Aussage ist korrekt?

(A) Botox wird in der Regel durch Kontakt mit Tieren übertragen.
(B) Botox wirkt am Nervensystem.
(C) Botox löst Krämpfe aus.
(D) Botox wird von Clostridium difficile gebildet.
(E) Sporen sind die Verursacher des Botulismus.

92 Vgl. Groß 2006

93. Die weiblichen Geschlechtszellen, die sog. Eizellen, werden im Eierstock der Frau gebildet und dienen der Fortpflanzung. Die Bildung ihrer Vorläufer, den Urkeimzellen (Oogonien), findet bereits vor der Geburt statt und endet mit dem Abschluss der Genitalentwicklung im dritten Schwangerschaftsmonat. Zu diesem Zeitpunkt existieren etwa 6-8 Millionen Eizellen, welche wachsen bis sie reif sind für den Eintritt in die Reduktionsteilung (Meiose). Die Meiose dient der Halbierung des Chromosomensatzes der Oogonie, um ein späteres Verschmelzen mit den Chromosomen eines Spermiums zu ermöglichen. Als sogenannte Oozyte erster Ordnung verharren die Eizellen in einem Ruhestadium der Meiose, dem Diktyotän. Bis zur Geburt degenerieren die Eizellen auf eine Anzahl von 2 Millionen, die jahrzehntelang ruhen können. Zu Beginn der Pubertät verbleiben nur ca. 400.000 Eizellen. Ab diesem Zeitpunkt setzen mit jedem Zyklus der Frau einige Eizellen ihre Meiose fort und werden zur Oozyte zweiter Ordnung. In der Regel wird jeweils eine Oozyte durch einen Eisprung (Ovulation) freigesetzt. Kommt es zur Befruchtung durch ein Spermium wird die Entwicklung vollständig beendet, ansonsten wird die unbefruchtete Eizelle zusammen mit der Gebärmutterschleimhaut abgestoßen (Menstruation). Die Menopause ist der Zeitpunkt der letzten spontanen Menstruation im Leben einer Frau.[93]

Welche Aussage/n trifft/treffen zu?

I. Die Oozyten verharren bis zur Pubertät im Diktyotän.
II. Eizellen werden ab der Pubertät bis zur Menopause regelmäßig aus dem Eierstock freigesetzt.
III. Die Oogonie besitzt einen halbierten Chromosomensatz.
IV. Zum Zeitpunkt der Geburt besitzt eine Frau die meisten Eizellen.
V. Zu Beginn der Pubertät sind die Eizellen auf 30% im Vergleich zur Geburt reduziert.

(A) I. und II. treffen zu.
(B) I. und III. treffen zu.
(C) II. und IV. treffen zu.
(D) IV. und V. treffen zu.
(E) II. und V. treffen zu.

93 Vgl. Poeggel 2005

94. Die roten Blutkörperchen (Erythrozyten) unterscheiden sich von Mensch zu Mensch in ihrer Oberfläche. Das wichtigste Unterscheidungsmerkmal stellen Strukturen dar, an denen Antikörper binden können (Antigene). Die Antigene lassen sich unterteilen in die Typen A, B und 0, welche auch die Bezeichnung der Blutgruppe festlegen. Eine Person mit der Blutgruppe A bildet Antikörper gegen die Blutgruppe B und andersherum. Eine Person mit der Blutgruppe AB bildet weder gegen A noch gegen B Antikörper. Eine Person mit der Blutgruppe 0 bildet sowohl gegen A als auch gegen B Antikörper. Bei einer Blutübertragung (Transfusion) darf der Patient nur mit Blut einer Blutgruppe in Kontakt kommen, gegen die er keine Antikörper gebildet hat. In seinen Genen besitzt jeder Mensch zweimal die Information für diese Antigene. Je eine hiervon wird von der Mutter und vom Vater vererbt. Welches Antigen tatsächlich auf den Erythrozyten ausgebildet wird, hängt von dem Verhältnis der Antigentypen zueinander ab. A und B sind jeweils dominant zu 0, d.h. sie setzen sich stets gegenüber 0 durch. Werden A und B vererbt, so setzen sich beide durch und die Blutgruppe AB entsteht (Kodominanz). Nur wenn beide Elternteile die Information für den Antigentyp 0 vererben, kommt es zur Blutgruppe 0.[94]

Welche Aussage/n trifft/treffen zu?

I. Einem Patienten mit der Blutgruppe 0 darf Blut der Blutgruppe A und B übertragen werden.
II. Einem Patienten mit der Blutgruppe AB darf nur Blut der Blutgruppe 0 übertragen werden.
III. Wenn der Vater die Information für die Blutgruppe A vererbt und die Mutter für B, so hat das Kind die Blutgruppe AB.
IV. Wenn der Vater die Information für die Blutgruppe B vererbt und die Mutter die Information für die Blutgruppe 0, so hat das Kind die Blutgruppe 0.

(A) Nur II. trifft zu.
(B) Nur III. trifft zu.
(C) II. und III. trifft zu.
(D) I. und IV. trifft zu.
(E) Keine Aussage trifft zu.

94 Vgl. Poeggel 2005

95. Der Magen dient der Nahrungsspeicherung und portionsweisen Abgabe an den Darm. Während der Speicherphase wird der Nahrungsbrei mit Hilfe der Magensäure und verschiedenen Enzymen bereits angedaut. Die dafür notwendige Magensäure, die hauptsächlich aus Salzsäure (HCl) besteht, wird von einem spezifischen Zelltyp (Belegzellen) in der Magenschleimhaut gebildet. Die Produktion wird gesteuert von verschiedenen Hormonen und Nerven. Bei denken an, sehen oder riechen von Nahrung wird der 10. Hirnnerv aktiv (Nervus vagus), der die Säureproduktion antreibt. Durch Dehnung des Magens bei Nahrungsaufnahme wird im Magen das Hormon Gastrin freigesetzt, welches die Produktion weiter verstärkt. Ein weiterer fördernder Faktor ist das Hormon Histamin. Alle drei Faktoren wirken vernetzt, sodass ein Ausfall eines Stimulators einen starken Einfluss auf die gesamte Produktion hat. Sobald die Nahrung den Magen verlassen hat, muss die Säureproduktion zum Schutz der Schleimhaut wieder herunterreguliert werden. Dies geschieht durch Hormone, wie z.B. Somatostatin und Sekretin, die aus dem Darm stammen.[95]

Welche Aussage lässt sich <u>nicht</u> aus dem Text ableiten?

(A) Die Magensäure wird im Magen produziert.
(B) Hormone aus dem Darm hemmen die Säureproduktion im Magen.
(C) Das gedankliche Vorstellen einer Mahlzeit löst bereits eine Säureproduktion aus.
(D) Neben der Magensäure werden zusätzlich Enzyme zur Verdauung benötigt.
(E) Ein Ausfall der Gastrinfreisetzung wird durch die anderen zwei stimulierenden Faktoren kompensiert.

95 Vgl. Huppelsberg/Walter 2005

96. Störungen des Zuckerstoffwechsels, denen ein relativer oder absoluter Mangel des blutzuckersenkenden Hormons Insulin zu Grunde liegt, fallen unter das Krankheitsbild Diabetes mellitus. Insulin ist essentiell um Zucker (Glucose) aus dem Blut in die Körperzellen zu transportieren, wo es für den Energiestoffwechsel benötigt wird. Bei einem Insulinmangel verbleibt die Glucose im Blut, wodurch es zu einer Schädigung der Gefäße und zu einem Energiemangel in den Körperzellen kommt. Bei fehlendem Insulin werden zudem vermehrt Fettsäuren ins Blut abgegeben und in Ketonkörper umgewandelt. Über diesen Mechanismus kann es zu einer gefährlichen Stoffwechselentgleisung mit Übersäuerung des Blutes (Ketoazidose) kommen. Die beiden häufigsten Formen der Erkrankung werden unterschieden in Typ 1 und Typ 2. Beim Typ 1 kommt es durch Zerstörung der insulinproduzierenden Beta-Zellen in der Bauchspeicheldrüse (Pankreas) zu einem absoluten Mangel des Hormons. Die einzige mögliche Therapie liegt in der externen Zufuhr von Insulin als Medikament. Beim Typ 2 wird das Hormon unbeeinträchtigt produziert, doch es kommt, häufig als Folge von Übergewicht, zu einer Resistenz der Zellen gegenüber Insulin. Die Folge ist ein relativer Insulinmangel. Therapeutisch kann die Insulinempfindlichkeit durch Gewichtsreduktion gesteigert werden. Ergänzend kann durch antidiabetsiche Medikation in Tablettenform die Insulinproduktion des Pankreas weiter stimuliert werden.[96]

Welche Aussage/n trifft/treffen zu?

I. Diabetes mellitus ist durch einen erhöhten Blutzucker gekennzeichnet.
II. Beim Diabetes mellitus herrscht Energiemangel durch unzureichende Glucosezufuhr mit der Nahrung.
III. Die Beta-Zellen können beim Typ 1 Diabetes mellitus durch Medikamente zur höheren Insulinproduktion angeregt werden.
IV. Sowohl bei Typ 1 als auch bei Typ 2 Diabetes mellitus ist von Beginn an der Insulinspiegel im Blut erniedrigt.
V. Zur Ketoazidose kommt es durch einen absoluten Insulinmangel.

(A) I. und II. treffen zu.
(B) III. und IV. treffen zu.
(C) Nur I. trifft zu.
(D) IV. und V. treffen zu.
(E) I. und V. treffen zu.

96 Vgl. Huppelsberg/Walter 2005

3.5 FÜNFTE SIMULATION

Mit den folgenden Aufgaben wird das Verständnis für naturwissenschaftliche und medizinische Sachverhalte geprüft. Dabei geht es darum, komplexe naturwissenschaftliche Texte zu verstehen und daraus logische Schlüsse ableiten zu können.
Bei jeder Aufgabe ist die im Sinne der Fragestellung zutreffende Lösung auf dem Antwortbogen zu markieren.
Zur Bearbeitung der folgenden **24 Aufgaben** stehen **60 Minuten** zur Verfügung.

97. Das Gesichtsfeld jedes Auges lässt sich in zwei Hälften unterteilen: das nasale (näher zur Nase liegende) und das temporale (näher zur Schläfe liegende) Gesichtsfeld. Das nasale Gesichtsfeld wird durch die Lochblende der Iris auf den temporalen Teil der Netzhaut projiziert und umgekehrt. Von der Netzhaut (Retina) projizieren Nerven, die so genannte Sehbahn, die Information in das Gehirn. Hierbei überkreuzen sich die Nerven von der nasalen Retina im Chiasma Optikum, sodass z.B. das Bild der linken nasalen Retina in der rechten Gehirnhälfte verarbeitet wird, während das Bild der linken temporalen Retina in der linken Gehirnhälfte verarbeitet wird.[97]

Welche Aussage trifft zu, wenn eine Verletzung der Sehbahn im Chiasma Optikum auftritt?

(A) Es gibt keine Einschränkung des Gesichtsfelds.
(B) Die betroffene Person erblindet komplett.
(C) Die betroffene Person kann nur einen engen Bereich sehen, die temporalen Gesichtsfelder fallen aus.
(D) Die betroffene Person kann nur am Rand des Gesichtsfeldes sehen, die nasalen Gesichtsfelder fallen aus.
(E) Das linke Gesichtsfeld fällt aus.

97 Vgl. Schünke et al. 2009

98. Die Meiose dient der Bildung von Gameten, das heißt Eizellen und Spermien. Die Ursprungszelle enthält hierbei einen Satz von 46 Zwei-Chromatid-Chromosomen, d.h. je 23 Chromosomen von der Mutter und 23 Chromosomen vom Vater. In der 1. Reifeteilung entstehen zwei Tochterzellen mit jeweils 23 Zwei-Chromatid-Chromosomen. In der 2. Reifeteilung entstehen daraus im nächsten Teilungsschritt zwei Tochterzellen mit jeweils 23 Ein-Chromatid-Chromosomen. Bei der Befruchtung verschmelzen zwei Gameten.

Angenommen die 1. Reifeteilung einer Eizelle verläuft normal. In der 2. Reifeteilung verbleiben die beiden Chromatiden eines Chromosoms (Chromosom 21) in derselben Zelle. Vereinfacht dargestellt wird für diese Aufgabe angenommen, dass ein Kind mit 46 Chromosomen als gesund gilt. Ein Kind mit einem überschüssigen Chromosom 21 leidet am Down-Syndrom.[98]

Welche Aussagen sind demzufolge zutreffen?

I. Die Wahrscheinlichkeit, ein gesundes Kind zu bekommen, beträgt in diesem Fall 50%.
II. Die Wahrscheinlichkeit, ein Kind mit Down-Syndrom zu bekommen, beträgt in diesem Fall 50%.
III. Bei der Befruchtung kann eine Zelle ohne Chromosom 21 entstehen.

(A) Alle Aussagen treffen zu.
(B) Keine Aussage trifft zu.
(C) Nur die Aussagen I und II treffen zu.
(D) Nur Aussage I trifft zu.
(E) Nur Aussage II trifft zu.

---

98 Vgl. Lüllmann-Rauch 2012

99. Arterien sind Gefäße, durch die das Blut vom Herzen in die Körperperipherie oder in die Lunge gepumpt wird. Venen sind Gefäße, durch die das Blut von der Körperperipherie bzw. von der Lunge wieder zum Herzen zurück fließt. Derjenige Teil der Strombahn des Blutes zwischen der rechten und der linken Herzhälfte, der über die Lunge verläuft, wird als „kleiner Lungenkreislauf" bezeichnet. Derjenigen Teil, der über die Körperperipherie verläuft, nennt man „großen Körperkreislauf". Beide sind über das Herz, das wie eine Doppelpumpe arbeitet, hintereinander geschaltet. Die dem Herzen direkt angeschlossenen Gefäße des Körperkreislaufs sind die Aorta sowie die obere und untere Hohlvene. Die Gefäße des Lungenkreislaufs sind die Lungenarterien und -venen. Je entfernter die Hauptgefäße vom Herzen liegen, desto kleiner ist ihr Durchmesser.[99]

Welches Ereignis ist am wahrscheinlichsten, wenn sich ein Gerinnsel in einer Beinvene löst?

(A) Es kann zur Lungenembolie durch Verschluss einer Lungenarterie kommen.
(B) Es kann zum Schlaganfall durch Verschluss eines Gehirngefäßes kommen.
(C) Es ist keine symptomatische Konsequenz zu erwarten.
(D) Es kann zum Verschluss der Beinvene kommen.
(E) Es kann zum Verschluss der Beinarterie kommen.

99 Vgl. Schünke et al. 2009

100. Das Herz ist eine Doppelpumpe, welche aus zwei Hälften besteht, wobei jede Hälfte jeweils aus einem Vorhof und einer Kammer aufgebaut ist. Das sauerstoffreiche Blut der Lunge wird in den linken Vorhof eingespeist und von der linken Herzkammer in die Aorta ausgeworfen. Über die obere und untere Hohlvene kehrt das Blut aus der Körperperipherie, den Gliedmaßen und den Bauchorganen, in den rechten Vorhof zurück und wird von der rechten Kammer in die Lunge ausgeworfen. Bei einer Rechtsherzinsuffizienz ist die rechte Herzhälfte nicht mehr in der Lage, ausreichend Blut auszuwerfen, sodass es zu einem Rückstau vor dem rechten Herzen entgegen der normalen Flussrichtung kommt. Diese Stauung führt zu Ödemen (Schwellungen) in den betroffenen Geweben.[100]

Welche der folgenden Punkte sind typische Symptome einer Rechtsherzinsuffizienz?

I. Lungenödem
II. Beinödeme
III. Schwellung der Bauchorgane

(A) Alle Antworten sind richtig.
(B) Antworten I und II sind richtig.
(C) Antworten II und III sind richtig.
(D) Nur Antwort I ist richtig.
(E) Nur Antwort II ist richtig.

100 Vgl. Kirsch et al. 2015

101. Im Inneren einer Zelle ist die Natriumionen-Konzentration im Ruhezustand niedrig, die Kaliumionen-Konzentration dagegen hoch. Für die Funktion des Herzens ist die Natrium-Kalium-ATPase, eine Ionenpumpe, die Natriumionen aus der Zelle heraus und Kaliumionen in die Zelle hineinbefördert, unerlässlich. Ohne diese Pumpe gleichen sich die Ionenkonzentrationen auf beiden Seiten der Zellmembran aus und das Herz ist nicht mehr schlagfähig. Darüber hinaus besitzt die Herzmuskelzelle einen Calcium-Natrium-Austauscher, der Calciumionen aus der Zelle hinaus und Natriumionen in die Zelle hinein befördert. Je größer die Differenz der inneren und äußeren Natriumionen-Konzentration, desto schneller arbeitet dieser. Eine hohe Calciumkonzentration im Zellinneren sorgt für eine hohe Schlagkraft des Herzmuskels. Herzglykoside hemmen die Natrium-Kalium-ATPase. Ein Patient nimmt Herzglykoside ein, sodass ein kleiner Teil seiner Natrium-Kalium-ATPasen gehemmt wird.[101]

Welche der nachfolgenden Aussagen lässt bzw. lassen sich aus diesen Informationen ableiten?

I. Die Schlagkraft des Herzens nimmt zu.
II. Die Schlagkraft des Herzens nimmt ab.
III. Die Einnahme von Herzglykosiden ist selbst in hohen Konzentrationen unbedenklich.

(A) Die Antworten II und III treffen zu.
(B) Die Antworten I und III treffen zu.
(C) Nur Antwort I trifft zu.
(D) Nur Antwort II trifft zu.
(E) Keine der Antworten trifft zu.

101 Vgl. Schmidt et al. 2010

102. Der weibliche Zyklus dauert im Schnitt 28 Tage und wird durch Hormone reguliert. Das Follikel stimulierende Hormon (FSH) regt das Reifen von Eizellen an, die wiederum Östrogen produzieren. Die großen Östrogenmengen veranlassen die Ausschüttung des luteinisierenden Hormons (LH), welches den Eisprung einleitet. Außerdem fördert Östrogen den Aufbau der Gebärmutterschleimhaut, in die sich die Eizelle einnisten kann. Nach dem Eisprung entsteht aus dem Follikel der Gelbkörper, der Progesteron und Östrogen produziert. Die hohe Konzentration von Östrogen und Progesteron hemmt die Ausschüttung von FSH und LH. Nach 10 Tagen löst sich der Gelbkörper auf, wodurch die Konzentrationen an Progesteron und Östrogen im Blut sinken. Die Ausschüttung von FSH und LH ist nicht mehr unterdrückt und ein neuer Zyklus beginnt mit der Menstruationsblutung, bei dem die aufgebaute Gebärmutterschleimhaut abgestoßen wird. Wird die Eizelle befruchtet, bleibt der Gelbkörper erhalten und erhält so die Schwangerschaft aufrecht.[102]

Welche Aussage trifft nicht zu?

(A) Blockiert man die Wirkung von Progesteron während der Schwangerschaft kann es zum Abort (Schwangerschaftsabbruch) kommen.
(B) Wird die Bildung von LH gehemmt, kommt es nicht zum Eisprung.
(C) FSH stimuliert die Reifung der Eizellen.
(D) Während der Schwangerschaft sind die Konzentrationen an FSH und LH niedrig.
(E) Progesteron beschleunigt die Abstoßung der Gebärmutterschleimhaut.

102 Vgl. Schmidt et al. 2010

103. Das Gehirn ist von Hirnhäuten (Meningen) umgeben. Bei den Meningen werden von außen (Schädeldach) nach innen (Gehirn) drei Schichten unterschieden.

Äußere Schicht: Dura mater (harte Hirnhaut), die aus zwei Blättern zusammengesetzt ist.
Mittlere Schicht: Arachnoidea (Spinngewebshaut).
Innere Schicht: Pia mater, die dem Gehirn direkt aufliegt.

Direkt unter dem Schädeldach verläuft die Arteria meningea media. Innerhalb der Dura, also zwischen ihren beiden Blättern, liegen die venösen Blutleiter des Gehirns, die Sinus durae matris. Zwischen Arachnoidea und Pia Mater liegt ein Spalt, der mit Hirnflüssigkeit gefüllt ist. In ihm verlaufen neben den großen Arterien (Arteria cerberi) die oberflächlichen Hirnvenen (Venae cerebri superficiales), die über die sog. Brückenvenen in den Sinus sagittalis superior münden. In Arterien herrscht ein wesentlich höherer Blutdruck als in Venen. Hirnblutungen werden bezüglich ihrer Lokalisation und ihrer Beziehung zu den Meningen eingeteilt. Man unterscheide epidural, subdural und subarachnoidal. Die griechische Vorsilbe „epi-" bedeutet hierbei „über", die Vorsilbe „sub-" bedeutet „unter".[103]

Welche Aussage trifft zu?

(A) Ein Riss der Arteria meningea media hat eine Subduralblutung zur Folge.
(B) Ein Riss der Arteria cerebri hat eine Subarachnoidalblutung zur Folge.
(C) Bei einem Riss der Arteria cerebri ist kein Blut in der Hirnflüssigkeit nachweisbar.
(D) Ein epiduraler Bluterguss bildet sich langsamer als ein subduraler Bluterguss.
(E) Bei einem Riss der Arteria meningea Media ist Blut in der Hirnflüssigkeit nachweisbar.

103 Vgl. Schünke et al. 2009

104. In der Leber werden Medikamente durch sogenannte CYP450 Enzyme verstoffwechselt. Die Gabe von bestimmten Substanzen kann die Funktion dieser Enzyme verändern. So wird durch den Verzehr von Johanniskrautpräparaten (Antidepressivum) die Funktion der CYP450 Enzyme gesteigert, d.h. sie arbeiten schneller als zuvor. Große Mengen von Grapefruitsaft regulieren dagegen die Funktion der Enzyme herunter. Verhütungsmittel wie „die Pille" und Blutdruckmedikamente aus der Gruppe der Betablocker werden von CYP450 Enzymen abgebaut. Eine zu hohe Konzentration von Betablockern kann zum lebensgefährlichen Blutdruckabfall führen. Das Hustenmittel Codein wird durch CYP450 Enzyme zu Morphin aktiviert. Eine zu hohe Morphinkonzentration im Blut kann zum Atemstillstand führen.[104]

Welche Aussage(n) trifft (treffen) zu?

I. Der Verzehr von Johanniskrautpräparaten zusammen mit „der Pille" kann zu einer ungewollten Schwangerschaft führen.
II. Der Verzehr von Johanniskrautpräparaten in Kombination mit Betablockern kann Wechselwirkungen verursachen.
III. Der Verzehr von Grapefruitsaft mit Codein hemmt dessen Aktivierung zu Morphin.

(A) Die Aussagen I und II treffen zu.
(B) Die Aussagen II und III treffen zu.
(C) Nur Aussage I trifft zu.
(D) Alle Aussagen treffen zu.
(E) Keine Aussage trifft zu.

104 Vgl. Aktories et al. 2013

105. Der Mensch besitzt ein sensorisches Sprachzentrum, das Wernicke-Areal, das für das Sprachverständnis verantwortlich ist und ein motorisches Sprachzentrum, das Broca-Areal, das für die Bildung von Sprache verantwortlich ist. Bei Split-Brain-Patienten besteht keine Verbindung und somit keine Kommunikation zwischen beiden Hirnhälften. Zeigt man einem Split-Brain-Patienten den geschriebenen Namen eines Gegenstands im linken Gesichtsfeld, kann er diesen nicht benennen, kann aber aus einer Auswahl verdeckt liegender Objekte den richtigen Gegenstand greifen. Informationen aus dem linken Gesichtsfeld werden in der rechten Gehirnhälfte verarbeitet und umgekehrt.[105]

Was lässt sich aus diesen Informationen schließen?

I. Das Broca-Areal liegt bei diese, Patienten in der linken, das Wernicke-Areal liegt in der rechten Hirnhälfte.
II. Das Wernicke-Areal liegt bei diesem Patienten in der linken, das Broca-Areal liegt in der rechten Hirnhälfte.
III. Das Experiment ließe sich bei diesem Patienten auch durchführen, wenn ihm das Wort im rechten Gesichtsfeld gezeigt werden würde.

(A) Die Aussagen I und III treffen zu.
(B) Die Aussagen II und III treffen zu.
(C) Nur Aussage I trifft zu.
(D) Nur Aussage II trifft zu.
(E) Keine der Aussagen trifft zu.

105 Vgl. Schünke et al. 2009

106. Das Sarkomer ist die kleinste funktionelle Einheit der Muskulatur. Jedes Sarkomer ist hauptsächlich aus zwei Proteinen, Aktin und Myosin, aufgebaut, die sich zu Proteinfäden (Filamenten) zusammensetzen. Das Sarkomer hat einen strengen, regelmäßigen Aufbau und ist längs der Muskelfaser angeordnet, wobei mehrere Sarkomere hintereinander gereiht sind.

Das Aktin ist ebenso wie das Myosin in einem Block angeordnet. Hierbei sind viele Aktinfäden parallel zueinander an beiden Seiten der so genannten Z-Scheibe befestigt, während die Myosinfäden an der so genannten M-Scheibe befestigt sind. Diese beiden Blöcke sind teilweise ineinander geschoben, sodass jeder Myosinfaden von zwei Aktinfäden umgeben ist. Das Sarkomer ist als Einheit zwischen zwei Z-Scheiben definiert.

Unter dem Mikroskop lassen sich außerdem drei Banden unterscheiden: die A-Bande erstreckt sich über die Länge eines Myosinblocks inklusive M-Scheibe. Dabei ist es hinfällig ob sich die Myosinfilamente in diesem Bereich mit den Aktinfilamenten überschneiden. Die H-Bande hingegen bezeichnet den Bereich innerhalb der A-Bande, in dem sich ausschließlich Myosin und die M-Scheibe befinden. Die I-Bande erstreckt sich über den Abstand zwischen zwei Myosinblöcken, in dem ausschließlich Aktin und die Z-Scheibe liegen. Bei der Muskelkontraktion schieben sich die Aktin- und Myosinfilamente vermehrt ineinander.[106]

Kontrahiert sich ein Muskel,...

(A) verkürzen sich die I-Bande und die H-Bande, die A-Bande bleibt gleich lang.
(B) verlängern sich die I-Bande und die H-Bande, die A-Bande bleibt gleich lang.
(C) verkürzen sich die I-Bande und A-Bande, die H-Bande bleibt gleich.
(D) verkürzen sich die A-Bande und die H-Bande, die I-Bande bleibt gleich.
(E) verkürzen sich die A-, I- und H-Bande.

106 Vgl. Schmidt et al. 2010

107. Bei der Erkrankung Muskeldystrophie Duchenne werden Muskeln ab dem Kindesalter abgebaut bis der Patient spätestens bis zum 30. Lebensjahr verstirbt. Die Erkrankung folgt einem X-Chromosomal rezessiven Erbgang, das bedeutet, dass die Krankheit nicht ausbricht, wenn neben dem X-Chromosom, das den entsprechenden Gendefekt trägt, ein weiteres gesundes X-Chromosom vorhanden ist. Frauen besitzen zwei X Chromosome, Männer besitzen ein X und ein Y Chromosom.[107]

Was lässt sich hieraus folgern?

I. Frauen erkranken deutlich seltener an Muskeldystrophie Duchenne als Männer.
II. Ein an Muskeldystrophie Duchenne erkrankter Mann kann keine gesunden Kinder bekommen.
III. Eine Frau kann Trägerin eines defekten Gens sein, ohne selbst erkrankt zu sein.

(A) Aussagen I und II treffen zu.
(B) Aussagen II und III treffen zu.
(C) Aussagen I und III treffen zu.
(D) Alle Aussagen treffen zu.
(E) Nur Aussage III trifft zu.

107 Vgl. Schmidt et al. 2010

108. Die Bewegung jedes Augapfels wird durch sechs Muskeln koordiniert. Für das rechte Auge gilt aus Sicht des Patienten.

- Musculus rectus lateralis: Bewegung nach rechts
- Musculus rectus medialis: Bewegung nach links
- Musculus rectus superior: Bewegung nach links oben
- Musculus rectus inferior: Bewegung nach links unten
- Musculus obliquus superior: Bewegung nach rechts unten
- Musculus obliquus inferior: Bewegung nach rechts oben

Für das linke Auge sind rechts und links vertauscht, oben und unten werden beibehalten. So bewegt der Musculus obliquus inferior das linke Auge nach links oben usw.[108]

Welche Muskeln sind beteiligt, wenn man nach rechts unten sieht?

(A) Links und rechts Musculus rectus lateralis.
(B) Links und rechts Musculus obliquus superior.
(C) Links Musculus rectus medialis, rechts Musculus rectus lateralis.
(D) Links Musculus obliquus superior, rechts Musculus rectus inferior.
(E) Links Musculus rectus inferior, rechts Musculus obliquus superior.

108 Vgl. Schünke et al. 2009

109. Man unterscheidet essentielle und nicht essentielle Aminosäuren. Essentielle Aminosäuren müssen mit der Nahrung aufgenommen werden, während nicht essentielle Aminosäuren vom Körper selbst hergestellt werden können. Die nicht essentielle Aminosäure Phenylalanin wird im Körper durch das Enzyme Phenylalaninoxidase zu Tyrosin umgewandelt. Aus Tyrosin wird unter anderem der Hautfarbstoff Melanin Homogentinsäure hergestellt. Melanin ist für die Pigmentierung der Haut verantwortlich und schützt die Zellkerne der proliferierenden Hautschicht vor ionisierender UV-Strahlung (Sonnenbrand). Phenylalanin wird zu Phenylbrenztraubensäure abgebaut. Bei der Erbkrankheit Phenylketonurie ist das Enzym Phenylalaninoxidase defekt.[109]

Welche Aussage ist dem Text zufolge zutreffend?

I. Menschen, die an Phenylketonurie leiden, haben einen eingeschränkten Schutz der Haut gegenüber UV-Strahlung.
II. Für Menschen, die an Phenylketonurie leiden, ist Tyrosin eine essenzielle Aminosäure.
III. Bei Menschen, die an Phenylketonurie leiden, sind erhöhte Konzentrationen an Phenylbrenztraubensäure im Blut zu erwarten.

(A) Nur Aussage I trifft zu.
(B) Aussagen I und II treffen zu.
(C) Aussagen II und III treffen zu.
(D) Aussagen I und III treffen zu.
(E) Alle Aussagen treffen zu.

109 Vgl. Rassow et al. 2012

110. Unsere Erbinformation, die DNA, ist aus zwei Strängen aufgebaut. Diese beiden Stränge bestehen wiederum aus einzelnen Bausteinen, den Basen. Bei jeder Zellteilung muss sich die DNA verdoppeln. Da zunächst unbekannt war, wie die Verdoppelung der DNA abläuft, gab es drei Theorien.

T1: Die Ausgangs-DNA bleibt als Doppelstrang erhalten. Es entsteht eine komplett neue DNA.
T2: Die Ausgangs-DNA teilt sich in ihre beiden Einzelstränge auf. Jeder der beiden Einzelstränge wird mit einem neu gebildeten Strang vervollständigt
T3: Die Ausgangs-DNA zerfällt in ihre einzelnen Bausteine, sodass die verdoppelte DNA aus alten und neuen Bausteinen bunt zusammengewürfelt ist

Um herauszufinden, welche der Theorien zutrifft, wurden der Zelle vor der Verdoppelung Basen zugesetzt, die schwerer sind als die Basen der Ausgangs-DNA. Nach einer bzw. nach zwei Zellteilungen wurde die DNA durch Zentrifugation nach Banden aufgetrennt, wobei jeder Bande ein DNA-Doppelstrang eines spezifischen Gewichts entspricht. Folgende Ergebnisse könnten bei den Experimenten herauskommen:

E1: 1. Zellteilung: Eine Bande; 2. Zellteilung: Eine Bande
E2: 1. Zellteilung: Zwei Banden; 2. Zellteilung: Zwei Banden
E3: 1. Zellteilung: Eine Bande; 2. Zellteilung: Zwei Banden[110]

Ordne den Theorien das zu erwartende Ergebnis korrekt zu.

(A) T1-E1; T2-E2; T3-E3
(B) T1-E2; T2-E3; T3-E1
(C) T1-E3; T2-E1; T3-E2
(D) T1-E1; T2-E3; T3-E2
(E) T1-E3; T2-E2; T3-E1

110 Vgl. Reece et al. 2014

111. Die Gesichtsmuskulatur wird von den beiden Nervi facialis versorgt. Die Zellkörper dieser Nerven liegen im Hirnstamm in zwei Hirnkernen, den Nuclei nervi facialis, wobei der linke Hirnkern der linken Gesichtshälfte und der rechte Hirnkern der rechten Gesichtshälfte zugeordnet ist. Jeder Nucleus nervi facialis ist sozusagen zweigeteilt: sein oberer Teil versorgt die Stirn- und Augenmuskulatur, sein unterer Teil die mimische Muskulatur der unteren Gesichtshälfte. Die Nuclei nervi facialis werden wiederum von übergeordneten Nervenzellen gesteuert, die im sogenannten Gyrus praecentralis der Hirnrinde liegen. Der linke Gyrus praecentralis steuert hierbei sowohl den rechten, als auch den linken oberen Nucleus nervi facialis und den rechten unteren Nucleus nervi facialis. Der rechte Gyrus praecentralis steuert den rechten und linken oberen, sowie den linken unteren Nucleus nervi facialis. Wird ein Teil eines Nucleus nervi facialis überhaupt nicht mehr von einem übergeordneten Zentrum versorgt, kann die nachfolgende Muskulatur nicht mehr bewegt werden.[111]

Die übergeordneten Nervenzellen im rechten Gyrus praecentralis sind beschädigt, welche Aussage trifft zu?

(A) Die komplette linke Gesichtshälfte kann nicht mehr bewegt werden.
(B) Die rechte Gesichtshälfte kann nicht mehr bewegt werden.
(C) Der linke untere Teil des Gesichts kann nicht mehr bewegt werden.
(D) Der rechte untere Teil des Gesichts kann nicht mehr bewegt werden.
(E) Der linke obere Teil des Gesichts kann nicht mehr bewegt werden.

111 Vgl. Schünke et al. 2009

112. In der Niere wird das Blut direkt gefiltert, sodass zunächst ein großes Volumen an sogenanntem Primärharn entsteht, der reich an Salzen ist. Nachfolgend werden in einem Schlauchsystem Salze und Wasser dem Blut wieder zurückgeführt. So entsteht der Sekundärharn, der ausgeschieden wird. Es existieren hierfür am Anfang des Schlauchsystems sogenannte NKCC-Symporter, die ein Natrium-, ein Kalium- und zwei Chloridionen aus dem Harn aufnehmen. Am Ende des Schlauchsystems existieren Natrium-Kanäle, die verbliebene Natriumionen aus dem Harn im Austausch gegen Kaliumionen, die dem Blut entzogen werden, aufnehmen. Je mehr Natriumionen im Harn vorhanden sind, desto stärker arbeitet dieses System. Je mehr Ionen im Harn verbleiben, desto mehr Wasser bleibt ebenfalls im Harn zurück. Je mehr Wasser mit dem Urin herausgespült wird, desto niedriger ist der Blutdruck. Das Medikament Furosemid blockiert die Funktion des NKCC-Symporters.[112]

Welche der nachfolgenden Aussagen lässt bzw. lassen sich aus diesen Informationen ableiten?

I. Das Medikament wird zur Blutdrucksteigerung benutzt.
II. Durch das Medikament wird die Kalium-Konzentration im Blut gesenkt.
III. Das Medikament steigert die ausgeschiedene Harnmenge.

(A) Alle Aussagen treffen.
(B) Nur Aussage I trifft zu.
(C) Nur Aussage III trifft zu.
(D) Aussagen I und II treffen zu.
(E) Aussagen II und III treffen zu.

112 Vgl. Schmidt et al. 2010

113. Antibiotika sind Medikamente, die der Bakterienbekämpfung dienen. Hierbei unterscheidet man bakteriostatische, sowie primär und sekundär bakterizide Antibiotika. Bakteriostatische Antibiotika töten Bakterien nicht ab, sondern bewirken nur eine Wachstumshemmung, sodass nach Entfernen des Antibiotikums erneutes Wachstum auftritt. Primär bakterizide Antibiotika töten ruhende Bakterien ab, während sekundär bakterizide Antibiotika nur Bakterien töten, die sich in der Vermehrung befinden. Hierbei werden also Strukturen zerstört, die bei der Teilung einer Bakterienzelle neu gebildet werden müssen.[113]

Welche der nachfolgenden Aussagen lässt bzw. lassen sich aus diesen Informationen ableiten?

I. Die Kombination eines bakteriostatischen mit einem sekundär bakteriziden Antibiotikum bewirkt eine effektivere Bekämpfung einer Infektion.
II. Zur Vermehrung müssen Bakterien die Zellwand neu synthetisieren. Ein Antibiotikum, das die Synthese der bakteriellen Zellwand hemmt, wirkt demnach primär bakterizid.
III. Die Kombination eines primär und eines sekundär bakteriziden Antibiotikums ist nicht sinnvoll.

(A) Alle Aussagen treffen zu.
(B) Keine der Aussagen trifft zu.
(C) Aussagen I und III treffen zu.
(D) Nur Aussage I trifft zu.
(E) Nur Aussage III trifft zu.

113 Vgl. Aktories et al. 2013

114. Wenn ein Ton wahrgenommen wird, erreicht der Schall über die Ohrmuschel und den äußeren Gehörgang das Trommelfell, das in Schwingung versetzt wird. Im Mittelohr leiten die kleinen Gehörknöchelchen (Hammer, Amboss und Steigbügel) die Schwingungen vom Trommelfell weiter an das Innenohr, wo der Schall analysiert und zum Hörnerv weitergeleitet wird. Der Hörnerv leitet den Schall ins Gehirn, welches den Schall analysiert. Der Schall kann das Innenohr nicht nur über die zuvor beschriebene Luftleitung, sondern auch über Knochenleitung erreichen. Hierbei wird das Innenohr unter Umgehung der schallleitenden Anteile des Ohres über den in Schwingung versetzten Schädelknochen stimuliert. Beim Rinne-Versuch wird eine schwingende Stimmgabel auf den Schädelknochen aufgesetzt. Sobald der Patient angibt, den Ton nicht mehr hören zu können, hält man die noch schwingende Stimmgabel direkt vor den äußeren Gehörgang. Im Normalfall wird der nun über Luftleitung vermittelte Ton wieder gehört.[114]

Welche Aussage trifft zu?

(A) Hört der Patient beim Rinne-Versuch den Ton nicht wieder, wenn die Stimmgabel vor den äußeren Gehörgang gehalten wird, liegt eine Schädigung des Hörnervs vor.
(B) Bei der Wahrnehmung eines Tones über die Luftleitung wird dieser im Vergleich zur Knochenleitung abgeschwächt.
(C) Ist das Trommelfell beschädigt, kann kein Schall mehr wahrgenommen werden.
(D) Hört der Patient beim Rinne-Versuch die Stimmgabel weder beim Aufsetzten auf dem Schädelknochen, noch beim Halten vor dem Gehörgang, muss eine Schädigung des Innenohrs vorliegen.
(E) Hört der Patient beim Rinne-Versuch den Ton nicht wieder, wenn die Stimmgabel vor den äußeren Gehörgang gehalten wird, kann eine Schädigung der Gehörknöchelchen vorliegen.

---

114 Vgl. Behrends 2012

115. Der Hämatokrit bezeichnet den Anteil der Erythrozyten, also der roten Blutkörperchen, die Sauerstoff transportieren, am Volumen des Blutes. Da die Erythrozyten physiologisch 99 % des Gesamtvolumens der Blutzellen darstellen, entspricht der Hämatokritwert ungefähr dem Anteil des Zellvolumens am Blutvolumen. Harn entsteht in den Nieren als zellfreies Filtrat des Blutes.[115]

Welche der nachfolgenden Aussagen lässt bzw. lassen sich aus diesen Informationen ableiten?

I. Bei Aufenthalten in großen Höhen mit geringerem Sauerstoffgehalt der Luft kann der Körper durch Erhöhung des Hämatokrits den Sauerstoffgehalt des Blutes erhöhen.
II. Die intravenöse Infusion von Flüssigkeit erhöht den Hämatokrit.
III. Durch Einnahme von Diuretika, also harntreibenden Mitteln, sinkt der Hämatokrit.

(A) Alle Aussagen treffen zu.
(B) Keine Aussage trifft zu.
(C) Nur Aussage I trifft zu.
(D) Aussagen II und III treffen zu.
(E) Nur Aussage III trifft zu.

115 Vgl. Behrends 2012

116. Hämoglobin, das Protein, das in unserem Blut Sauerstoff transportiert, besteht aus vier Untereinheiten, die jeweils ein Sauerstoffmolekül aufnehmen können. Diese Untereinheiten können in zwei Zuständen vorliegen: dem Relaxed-Zustand, bei dem eine starke Bindung zum Sauerstoff aufgebaut wird und dem Tense-Zustand, bei dem nur eine schwache Bindung besteht. Liegt eine hohe Sauerstoffkonzentration im Blut vor, wie beispielsweise in der Lunge, dominiert der Relaxed-Zustand unter den vier Untereinheiten. Sinkt der Sauerstoffgehalt des Blutes ab, wie beispielsweise in der Muskulatur, so dominiert der Tense-Zustand und zuvor aufgenommener Sauerstoff wird abgegeben. Außerdem können bestimmte Stoffe das Gleichgewicht zwischen Relaxed- und Tense-Zustand beeinflussen. 2,3-Bisphosphoglycerat, das im Körper immer an Hämoglobin gebunden ist, stabilisiert den Tense-Zustand, sodass bei Absinken der Sauerstoffkonzentration der Übergang in den Tense-Zustand schneller erfolgt. Eine ähnliche Wirkung hat ein saurer pH-Wert, der den Tense-Zustand stabilisiert. Myoglobin hat eine ähnliche Struktur wie Hämoglobin und ist für die Speicherung von Sauerstoff im Muskel verantwortlich. Myoglobin hat, im Vergleich zu Hämoglobin, eine sechsfach höhere Sauerstoffaffinität.[116]

Welche der nachfolgenden Aussagen lässt bzw. lassen sich aus diesen Informationen ableiten?

I. 2,3-Bisphosphoglycerat hilft dem Körper Sauerstoff dort abzugeben wo eine Bedarf besteht.
II. Myoglobin bindet Sauerstoff schwächer als Hämoglobin.
III. Die Sauerstoffversorgung eines Muskels wird gesteigert, indem Milchsäure bei körperlicher Anstrengung gebildet wird, wodurch der pH-Wert sinkt (Ansäuerung).

(A) Alle Aussagen treffen zu.
(B) Keine Aussage trifft zu.
(C) Die Aussagen I und III treffen zu.
(D) Die Aussagen I und II treffen zu.
(E) Nur Aussage I trifft zu.

116 Vgl. Behrends 2012

117. Im Herzen und in Gefäßen sind sogenannte Adrenozeptoren vorhanden, die auf die Stoffe Adrenalin und Noradrenalin reagieren. Im Herzen sind β_1 Adrenozeptoren vorhanden, die bei ihrer Aktivierung das Herz stärker und schneller schlagen lassen. In den Gefäßen der Haut und des Darms sind α_1 Adrenozeptoren vorhanden, die bei Aktivierung zu einer Verengung der Gefäße führen, während in Gefäßen der Muskulatur β_2 Adrenozeptoren vorliegen, die zu einer Weitung der Gefäße führen. Adrenalin und Noradrenalin zeigen unterschiedliche Affinitäten zu den adrenergen Rezeptoren. Beide Hormone aktivieren α_1 Adrenozeptoren. Beide Hormone besitzen in etwa die gleiche Affinität zu den β_1 Adrenozeptoren, während β_2 Adrenozeptoren eine viel höhere Affinität zu Adrenalin aufweisen als zu Noradrenalin. Schlägt das Herz stärker und schneller bzw. verengen sich insgesamt die Blutgefäße, erhöht sich der Blutdruck. Steigt der Blutdruck zu schnell und zu stark, führt dies durch einen Rückkopplungsmechanismus zu einem starken Blutdruckabfall. Bei einem anaphylaktischen Schock bricht der Blutkreislauf zusammen und der Blutdruck sinkt stark ab.[117]

Welche Aussagen trifft demnach zu?

(A) Eine Noradrenalingabe steigert den Blutdruck.
(B) Eine Adrenalingabe senkt den Blutdruck.
(C) Der Blutdruck steigt sowohl bei Adrenalingabe, als auch bei Noradrenaligabe gleich stark an.
(D) Bei einem anaphylaktischen Schock dürfen weder Adrenalin noch Noradrenalin verabreicht werden.
(E) Geringe Mengen Adrenalin können die Herzfrequenz senken.

117 Vgl. Behrends 2012

118. Die Netzhaut des Auges, die die Lichtsignale im Auge empfängt bevor sie als elektrische Signale ans Hirn weitergeleitet werden, besteht aus Stäbchen und Zapfen. Das Auge besitzt etwa 120 Millionen Stäbchen, die sehr lichtempfindlich sind und für das Nachtsehen verantwortlich sind. Mit ihnen lassen sich keine Farben unterscheiden. Die 6 Millionen Zapfen dienen dem Tages- und Farbsehen. An der Stelle des schärfsten Sehens in der Mitte der Netzhaut (und somit auch in der Mitte des Sehfelds) befinden sich ausschließlich Zapfen, was für eine hohe Auflösung sorgt. Die Stäbchen sind dagegen um diesen Bereich herum am Rand der Netzhaut (und damit des Gesichtsfelds) angeordnet.[118]

Welche der nachfolgenden Aussagen lässt bzw. lassen sich aus diesen Informationen ableiten?

I. Am Rand des Gesichtsfelds können schwache Lichtquellen besser wahrgenommen werden, als im Zentrum des Gesichtsfeldes.
II. Menschen mit einem Zapfen-Defekt haben eine ebenso scharfe Sicht wie Normalsichtige.
III. Bei Menschen mit Rot-Grün-Blindheit liegt eine Störung der Stäbchen vor.

(A) Alle Aussagen sind richtig.
(B) Alle Aussagen sind falsch.
(C) Aussagen I und II sind richtig.
(D) Nur Aussage II ist richtig.
(E) Nur Aussage I ist richtig.

118 Vgl. Behrends 2012

119. Osteoblasten sind Zellen, die Knoche aufbauen, Osteoklasten bauen Knochen dagegen ab. Calcium spielt im Körper viele wichtige Rollen. Hauptspeicher für Calcium sind die Knochen. Ein Mechanismus, der bei Absinken der Blutcalcium-Konzentration in Kraft tritt, ist der hormoninduzierte Abbau von Knochenmatrix zwecks Mobilisierung von Calcium. Dieser Mechanismus wird durch das Hormon der Nebenschilddrüse, das Parathormon, in Gang gesetzt. Das Parathormon stimuliert indirekt die Osteoklasten. Der Gegenspieler Calcitonin hemmt die Osteoklasten direkt.[119]

Welche der nachfolgenden Aussagen lässt bzw. lassen sich aus diesen Informationen ableiten?

I. Calcium wird durch eine vermehrte Osteoklastentätigkeit gespeichert.
II. Bei einer Nebenschilddrüsenunterfunktion sind erhöhte Calciumwerte im Blut festzustellen.
III. Calcitonin hemmt den Osteoklasten-induzierten Knochenschwund.

(A) Nur Aussage I ist richtig.
(B) Nur Aussage II ist richtig.
(C) Nur Aussage III ist richtig.
(D) Die Aussagen I und III sind richtig.
(E) Die Aussagen I und II sind richtig.

119 Vgl. Lüllmann-Rauch 2012

120. Morphin entfaltet über µ-Opioidrezeptoren zahlreiche Wirkungen. Es wirkt über Rezeptoren im zentralen Nervensystem schmerzlindernd und stimmungsaufhellend. Allerdings kann Morphin auch zum Atemstillstand führen. Über µ-Opioidrezeptoren im Darm hemmt Morphin die Verdauung, was zu Verstopfung führt. Naltrexon ist ein µ-Opioidrezeptoren-Antagonist, d. h. er blockiert den Rezeptor und verhindert die morphinvermittelten Wirkungen. Naltrexon wird in der Leber sehr schnell abgebaut. Wird ein Stoff geschluckt, wird er nach Aufnahme über die Darmschleimhaut zur Leber transportiert. Dieser Weg wird beim intravenösen Spritzen umgangen.[120]

Welche der nachfolgenden Aussagen lässt bzw. lassen sich aus diesen Informationen ableiten?

I. Wird Morphin zusammen mit Naltrexon geschluckt, tritt keine Wirkung des Morphins ein.
II. Naltrexon kann bei einer Morphinüberdosierung als Antidot (Gegengift) verabreicht werden.
III. Wird Naltrexon gleichzeitig mit einem Opioid gespritzt, wird die Wirkung des Opioids zeitweilig aufgehoben.

(A) Alle Aussagen sind richtig.
(B) Alle Aussagen sind falsch.
(C) Aussagen I und II sind richtig.
(D) Aussagen I und III sind richtig.
(E) Aussagen II und III sind richtig.

120 Vgl. Aktories et al. 2013

AUSWERTUNG

4 ANTWORTBOGEN

Nr.	Erste Simulation				
1	(A) ☐	(B) ☐	(C) ☐	(D) ☐	(E) ☐
2	(A) ☐	(B) ☐	(C) ☐	(D) ☐	(E) ☐
3	(A) ☐	(B) ☐	(C) ☐	(D) ☐	(E) ☐
4	(A) ☐	(B) ☐	(C) ☐	(D) ☐	(E) ☐
5	(A) ☐	(B) ☐	(C) ☐	(D) ☐	(E) ☐
6	(A) ☐	(B) ☐	(C) ☐	(D) ☐	(E) ☐
7	(A) ☐	(B) ☐	(C) ☐	(D) ☐	(E) ☐
8	(A) ☐	(B) ☐	(C) ☐	(D) ☐	(E) ☐
9	(A) ☐	(B) ☐	(C) ☐	(D) ☐	(E) ☐
10	(A) ☐	(B) ☐	(C) ☐	(D) ☐	(E) ☐
11	(A) ☐	(B) ☐	(C) ☐	(D) ☐	(E) ☐
12	(A) ☐	(B) ☐	(C) ☐	(D) ☐	(E) ☐
13	(A) ☐	(B) ☐	(C) ☐	(D) ☐	(E) ☐
14	(A) ☐	(B) ☐	(C) ☐	(D) ☐	(E) ☐
15	(A) ☐	(B) ☐	(C) ☐	(D) ☐	(E) ☐
16	(A) ☐	(B) ☐	(C) ☐	(D) ☐	(E) ☐
17	(A) ☐	(B) ☐	(C) ☐	(D) ☐	(E) ☐
18	(A) ☐	(B) ☐	(C) ☐	(D) ☐	(E) ☐
19	(A) ☐	(B) ☐	(C) ☐	(D) ☐	(E) ☐
20	(A) ☐	(B) ☐	(C) ☐	(D) ☐	(E) ☐
21	(A) ☐	(B) ☐	(C) ☐	(D) ☐	(E) ☐
22	(A) ☐	(B) ☐	(C) ☐	(D) ☐	(E) ☐
23	(A) ☐	(B) ☐	(C) ☐	(D) ☐	(E) ☐
24	(A) ☐	(B) ☐	(C) ☐	(D) ☐	(E) ☐

Nr.	Zweite Simulation				
25	(A) ☐	(B) ☐	(C) ☐	(D) ☐	(E) ☐
26	(A) ☐	(B) ☐	(C) ☐	(D) ☐	(E) ☐
27	(A) ☐	(B) ☐	(C) ☐	(D) ☐	(E) ☐
28	(A) ☐	(B) ☐	(C) ☐	(D) ☐	(E) ☐
29	(A) ☐	(B) ☐	(C) ☐	(D) ☐	(E) ☐
30	(A) ☐	(B) ☐	(C) ☐	(D) ☐	(E) ☐
31	(A) ☐	(B) ☐	(C) ☐	(D) ☐	(E) ☐
32	(A) ☐	(B) ☐	(C) ☐	(D) ☐	(E) ☐
33	(A) ☐	(B) ☐	(C) ☐	(D) ☐	(E) ☐
34	(A) ☐	(B) ☐	(C) ☐	(D) ☐	(E) ☐
35	(A) ☐	(B) ☐	(C) ☐	(D) ☐	(E) ☐
36	(A) ☐	(B) ☐	(C) ☐	(D) ☐	(E) ☐
37	(A) ☐	(B) ☐	(C) ☐	(D) ☐	(E) ☐
38	(A) ☐	(B) ☐	(C) ☐	(D) ☐	(E) ☐
39	(A) ☐	(B) ☐	(C) ☐	(D) ☐	(E) ☐
40	(A) ☐	(B) ☐	(C) ☐	(D) ☐	(E) ☐
41	(A) ☐	(B) ☐	(C) ☐	(D) ☐	(E) ☐
42	(A) ☐	(B) ☐	(C) ☐	(D) ☐	(E) ☐
43	(A) ☐	(B) ☐	(C) ☐	(D) ☐	(E) ☐
44	(A) ☐	(B) ☐	(C) ☐	(D) ☐	(E) ☐
45	(A) ☐	(B) ☐	(C) ☐	(D) ☐	(E) ☐
46	(A) ☐	(B) ☐	(C) ☐	(D) ☐	(E) ☐
47	(A) ☐	(B) ☐	(C) ☐	(D) ☐	(E) ☐
48	(A) ☐	(B) ☐	(C) ☐	(D) ☐	(E) ☐

Nr.	Dritte Simulation				
49	(A) ☐	(B) ☐	(C) ☐	(D) ☐	(E) ☐
50	(A) ☐	(B) ☐	(C) ☐	(D) ☐	(E) ☐
51	(A) ☐	(B) ☐	(C) ☐	(D) ☐	(E) ☐
52	(A) ☐	(B) ☐	(C) ☐	(D) ☐	(E) ☐
53	(A) ☐	(B) ☐	(C) ☐	(D) ☐	(E) ☐
54	(A) ☐	(B) ☐	(C) ☐	(D) ☐	(E) ☐
55	(A) ☐	(B) ☐	(C) ☐	(D) ☐	(E) ☐
56	(A) ☐	(B) ☐	(C) ☐	(D) ☐	(E) ☐
57	(A) ☐	(B) ☐	(C) ☐	(D) ☐	(E) ☐
58	(A) ☐	(B) ☐	(C) ☐	(D) ☐	(E) ☐
59	(A) ☐	(B) ☐	(C) ☐	(D) ☐	(E) ☐
60	(A) ☐	(B) ☐	(C) ☐	(D) ☐	(E) ☐
61	(A) ☐	(B) ☐	(C) ☐	(D) ☐	(E) ☐
62	(A) ☐	(B) ☐	(C) ☐	(D) ☐	(E) ☐
63	(A) ☐	(B) ☐	(C) ☐	(D) ☐	(E) ☐
64	(A) ☐	(B) ☐	(C) ☐	(D) ☐	(E) ☐
65	(A) ☐	(B) ☐	(C) ☐	(D) ☐	(E) ☐
66	(A) ☐	(B) ☐	(C) ☐	(D) ☐	(E) ☐
67	(A) ☐	(B) ☐	(C) ☐	(D) ☐	(E) ☐
68	(A) ☐	(B) ☐	(C) ☐	(D) ☐	(E) ☐
69	(A) ☐	(B) ☐	(C) ☐	(D) ☐	(E) ☐
70	(A) ☐	(B) ☐	(C) ☐	(D) ☐	(E) ☐
71	(A) ☐	(B) ☐	(C) ☐	(D) ☐	(E) ☐
72	(A) ☐	(B) ☐	(C) ☐	(D) ☐	(E) ☐

Nr.	Vierte Simulation				
73	(A) ☐	(B) ☐	(C) ☐	(D) ☐	(E) ☐
74	(A) ☐	(B) ☐	(C) ☐	(D) ☐	(E) ☐
75	(A) ☐	(B) ☐	(C) ☐	(D) ☐	(E) ☐
76	(A) ☐	(B) ☐	(C) ☐	(D) ☐	(E) ☐
77	(A) ☐	(B) ☐	(C) ☐	(D) ☐	(E) ☐
78	(A) ☐	(B) ☐	(C) ☐	(D) ☐	(E) ☐
79	(A) ☐	(B) ☐	(C) ☐	(D) ☐	(E) ☐
80	(A) ☐	(B) ☐	(C) ☐	(D) ☐	(E) ☐
81	(A) ☐	(B) ☐	(C) ☐	(D) ☐	(E) ☐
82	(A) ☐	(B) ☐	(C) ☐	(D) ☐	(E) ☐
83	(A) ☐	(B) ☐	(C) ☐	(D) ☐	(E) ☐
84	(A) ☐	(B) ☐	(C) ☐	(D) ☐	(E) ☐
85	(A) ☐	(B) ☐	(C) ☐	(D) ☐	(E) ☐
86	(A) ☐	(B) ☐	(C) ☐	(D) ☐	(E) ☐
87	(A) ☐	(B) ☐	(C) ☐	(D) ☐	(E) ☐
88	(A) ☐	(B) ☐	(C) ☐	(D) ☐	(E) ☐
89	(A) ☐	(B) ☐	(C) ☐	(D) ☐	(E) ☐
90	(A) ☐	(B) ☐	(C) ☐	(D) ☐	(E) ☐
91	(A) ☐	(B) ☐	(C) ☐	(D) ☐	(E) ☐
92	(A) ☐	(B) ☐	(C) ☐	(D) ☐	(E) ☐
93	(A) ☐	(B) ☐	(C) ☐	(D) ☐	(E) ☐
94	(A) ☐	(B) ☐	(C) ☐	(D) ☐	(E) ☐
95	(A) ☐	(B) ☐	(C) ☐	(D) ☐	(E) ☐
96	(A) ☐	(B) ☐	(C) ☐	(D) ☐	(E) ☐

Nr.	Fünfte Simulation				
97	(A) ☐	(B) ☐	(C) ☐	(D) ☐	(E) ☐
98	(A) ☐	(B) ☐	(C) ☐	(D) ☐	(E) ☐
99	(A) ☐	(B) ☐	(C) ☐	(D) ☐	(E) ☐
100	(A) ☐	(B) ☐	(C) ☐	(D) ☐	(E) ☐
101	(A) ☐	(B) ☐	(C) ☐	(D) ☐	(E) ☐
102	(A) ☐	(B) ☐	(C) ☐	(D) ☐	(E) ☐
103	(A) ☐	(B) ☐	(C) ☐	(D) ☐	(E) ☐
104	(A) ☐	(B) ☐	(C) ☐	(D) ☐	(E) ☐
105	(A) ☐	(B) ☐	(C) ☐	(D) ☐	(E) ☐
106	(A) ☐	(B) ☐	(C) ☐	(D) ☐	(E) ☐
107	(A) ☐	(B) ☐	(C) ☐	(D) ☐	(E) ☐
108	(A) ☐	(B) ☐	(C) ☐	(D) ☐	(E) ☐
109	(A) ☐	(B) ☐	(C) ☐	(D) ☐	(E) ☐
110	(A) ☐	(B) ☐	(C) ☐	(D) ☐	(E) ☐
111	(A) ☐	(B) ☐	(C) ☐	(D) ☐	(E) ☐
112	(A) ☐	(B) ☐	(C) ☐	(D) ☐	(E) ☐
113	(A) ☐	(B) ☐	(C) ☐	(D) ☐	(E) ☐
114	(A) ☐	(B) ☐	(C) ☐	(D) ☐	(E) ☐
115	(A) ☐	(B) ☐	(C) ☐	(D) ☐	(E) ☐
116	(A) ☐	(B) ☐	(C) ☐	(D) ☐	(E) ☐
117	(A) ☐	(B) ☐	(C) ☐	(D) ☐	(E) ☐
118	(A) ☐	(B) ☐	(C) ☐	(D) ☐	(E) ☐
119	(A) ☐	(B) ☐	(C) ☐	(D) ☐	(E) ☐
120	(A) ☐	(B) ☐	(C) ☐	(D) ☐	(E) ☐

5 LÖSUNGSSCHLÜSSEL

Nr.	Erste Simulation				
1	(A) □	(B) ■	(C) □	(D) □	(E) □
2	(A) □	(B) □	(C) □	(D) ■	(E) □
3	(A) □	(B) □	(C) □	(D) □	(E) ■
4	(A) □	(B) ■	(C) □	(D) □	(E) □
5	(A) □	(B) ■	(C) □	(D) □	(E) □
6	(A) □	(B) □	(C) □	(D) □	(E) ■
7	(A) □	(B) □	(C) □	(D) ■	(E) □
8	(A) □	(B) □	(C) □	(D) ■	(E) □
9	(A) □	(B) □	(C) □	(D) ■	(E) □
10	(A) □	(B) ■	(C) □	(D) □	(E) □
11	(A) □	(B) □	(C) □	(D) ■	(E) □
12	(A) ■	(B) □	(C) □	(D) □	(E) □
13	(A) □	(B) □	(C) □	(D) ■	(E) □
14	(A) □	(B) □	(C) ■	(D) □	(E) □
15	(A) □	(B) ■	(C) □	(D) □	(E) □
16	(A) □	(B) □	(C) □	(D) ■	(E) □
17	(A) □	(B) □	(C) ■	(D) □	(E) □
18	(A) □	(B) □	(C) □	(D) □	(E) ■
19	(A) □	(B) □	(C) ■	(D) □	(E) □
20	(A) □	(B) □	(C) ■	(D) □	(E) □
21	(A) □	(B) □	(C) □	(D) ■	(E) □
22	(A) □	(B) □	(C) □	(D) ■	(E) □
23	(A) □	(B) □	(C) □	(D) □	(E) ■
24	(A) □	(B) ■	(C) □	(D) □	(E) □

Nr.	Zweite Simulation				
25	(A) □	(B) □	(C) □	(D) □	(E) ■
26	(A) □	(B) □	(C) ■	(D) □	(E) □
27	(A) □	(B) □	(C) □	(D) □	(E) ■
28	(A) □	(B) □	(C) □	(D) ■	(E) □
29	(A) ■	(B) □	(C) □	(D) □	(E) □
30	(A) □	(B) □	(C) □	(D) □	(E) ■
31	(A) □	(B) □	(C) ■	(D) □	(E) □
32	(A) □	(B) □	(C) □	(D) ■	(E) □
33	(A) □	(B) ■	(C) □	(D) □	(E) □
34	(A) □	(B) □	(C) □	(D) □	(E) ■
35	(A) □	(B) □	(C) □	(D) ■	(E) □
36	(A) □	(B) □	(C) □	(D) □	(E) ■
37	(A) □	(B) □	(C) ■	(D) □	(E) □
38	(A) □	(B) □	(C) □	(D) □	(E) ■
39	(A) □	(B) □	(C) □	(D) ■	(E) □
40	(A) □	(B) □	(C) □	(D) ■	(E) □
41	(A) □	(B) □	(C) □	(D) ■	(E) □
42	(A) □	(B) □	(C) □	(D) □	(E) ■
43	(A) □	(B) ■	(C) □	(D) □	(E) □
44	(A) □	(B) □	(C) ■	(D) □	(E) □
45	(A) □	(B) □	(C) □	(D) ■	(E) □
46	(A) □	(B) □	(C) □	(D) ■	(E) □
47	(A) □	(B) □	(C) ■	(D) □	(E) □
48	(A) ■	(B) □	(C) □	(D) □	(E) □

Nr.	Dritte Simulation				
49	(A) □	(B) □	(C) □	(D) ■	(E) □
50	(A) ■	(B) □	(C) □	(D) □	(E) □
51	(A) □	(B) □	(C) ■	(D) □	(E) □
52	(A) □	(B) □	(C) □	(D) ■	(E) □
53	(A) ■	(B) □	(C) □	(D) □	(E) □
54	(A) □	(B) □	(C) □	(D) ■	(E) □
55	(A) □	(B) ■	(C) □	(D) □	(E) □
56	(A) □	(B) □	(C) □	(D) ■	(E) □
57	(A) □	(B) □	(C) □	(D) □	(E) ■
58	(A) □	(B) ■	(C) □	(D) □	(E) □
59	(A) □	(B) ■	(C) □	(D) □	(E) □
60	(A) □	(B) ■	(C) □	(D) □	(E) □
61	(A) □	(B) ■	(C) □	(D) □	(E) □
62	(A) □	(B) □	(C) □	(D) □	(E) ■
63	(A) □	(B) □	(C) □	(D) ■	(E) □
64	(A) □	(B) □	(C) □	(D) ■	(E) □
65	(A) □	(B) □	(C) □	(D) □	(E) ■
66	(A) □	(B) ■	(C) □	(D) □	(E) □
67	(A) ■	(B) □	(C) □	(D) □	(E) □
68	(A) □	(B) ■	(C) □	(D) □	(E) □
69	(A) □	(B) □	(C) ■	(D) □	(E) □
70	(A) □	(B) □	(C) □	(D) ■	(E) □
71	(A) □	(B) □	(C) □	(D) □	(E) ■
72	(A) □	(B) □	(C) □	(D) ■	(E) □

Nr.	Vierte Simulation				
73	(A) ■	(B) □	(C) □	(D) □	(E) □
74	(A) □	(B) □	(C) □	(D) ■	(E) □
75	(A) □	(B) ■	(C) □	(D) □	(E) □
76	(A) □	(B) □	(C) ■	(D) □	(E) □
77	(A) □	(B) ■	(C) □	(D) □	(E) □
78	(A) □	(B) ■	(C) □	(D) □	(E) □
79	(A) □	(B) □	(C) □	(D) □	(E) ■
80	(A) □	(B) □	(C) ■	(D) □	(E) □
81	(A) □	(B) □	(C) □	(D) ■	(E) □
82	(A) □	(B) ■	(C) □	(D) □	(E) □
83	(A) □	(B) □	(C) □	(D) ■	(E) □
84	(A) □	(B) □	(C) □	(D) □	(E) ■
85	(A) ■	(B) □	(C) □	(D) □	(E) □
86	(A) ■	(B) □	(C) □	(D) □	(E) □
87	(A) □	(B) □	(C) ■	(D) □	(E) □
88	(A) □	(B) ■	(C) □	(D) □	(E) □
89	(A) □	(B) □	(C) ■	(D) □	(E) □
90	(A) □	(B) □	(C) ■	(D) □	(E) □
91	(A) □	(B) □	(C) □	(D) □	(E) ■
92	(A) □	(B) ■	(C) □	(D) □	(E) □
93	(A) ■	(B) □	(C) □	(D) □	(E) □
94	(A) □	(B) ■	(C) □	(D) □	(E) □
95	(A) □	(B) □	(C) □	(D) □	(E) ■
96	(A) □	(B) □	(C) □	(D) □	(E) ■

Nr.	Fünfte Simulation				
97	(A) □	(B) □	(C) ■	(D) □	(E) □
98	(A) □	(B) □	(C) □	(D) ■	(E) □
99	(A) ■	(B) □	(C) □	(D) □	(E) □
100	(A) □	(B) □	(C) ■	(D) □	(E) □
101	(A) □	(B) □	(C) ■	(D) □	(E) □
102	(A) □	(B) □	(C) □	(D) □	(E) ■
103	(A) □	(B) ■	(C) □	(D) □	(E) □
104	(A) □	(B) □	(C) □	(D) ■	(E) □
105	(A) □	(B) □	(C) ■	(D) □	(E) □
106	(A) ■	(B) □	(C) □	(D) □	(E) □
107	(A) □	(B) □	(C) ■	(D) □	(E) □
108	(A) □	(B) □	(C) □	(D) □	(E) ■
109	(A) □	(B) □	(C) □	(D) □	(E) ■
110	(A) □	(B) ■	(C) □	(D) □	(E) □
111	(A) □	(B) □	(C) ■	(D) □	(E) □
112	(A) □	(B) □	(C) □	(D) □	(E) ■
113	(A) □	(B) ■	(C) □	(D) □	(E) □
114	(A) □	(B) □	(C) □	(D) □	(E) ■
115	(A) □	(B) □	(C) ■	(D) □	(E) □
116	(A) □	(B) □	(C) ■	(D) □	(E) □
117	(A) ■	(B) □	(C) □	(D) □	(E) □
118	(A) □	(B) □	(C) □	(D) □	(E) ■
119	(A) □	(B) □	(C) ■	(D) □	(E) □
120	(A) □	(B) □	(C) □	(D) □	(E) ■

6 ANTWORTEN

6.1 ERSTE SIMULATION

1. **Lösung (B) ist richtig.** Es wird nach der falschen Antwort gefragt! Alle Bakterien sind Lebewesen. Man kann Lebewesen zwar in die Kategorien heterotroph oder autotroph unterteilen, doch es sind beides Kategorien für Lebewesen.

2. **Lösung (D) ist richtig.** Die hydrophobe Barriere der Doppelmembranschicht hindert nur wasserlösliche, also hydrophile Stoffe, am Durchqueren der Zellmembran. Hydrophobe Stoffe können sowohl in die Zelle hinein als auch aus ihr hinaus diffundieren.

3. **Lösung (E) ist richtig.** Die auf der DNA gespeicherte Erbinformation wird auf die mRNA übertragen. Diesen Vorgang bezeichnet man als Transkription. Diese mRNA ist komplementär zum Matrizenstrang der DNA. Allerdings muss man beachten, dass auf der RNA Thymin durch Uracil ersetzt wird. Es gilt die Formel Guanin – Cytosin und Adenin – Uracil.

4. **Lösung (B) ist richtig.** Ein Defekt der Gehörknöchelchen ist eine Schallleitungsstörung des Mittelohrs. Somit ist der Ton beim Rinne Versuch nur rechts auf dem gesunden Ohr zu hören, während beim Weber-Versuch den Angaben im Text zufolge eine Lateralisierung nach links, zum kranken Ohr hin, festzustellen ist.

5. **Lösung (B) ist richtig.** Da GH über IGF das Knochenwachstum fördert und im Jugendalter die Epiphysenfugen noch nicht geschlossen sind bzw. der Mensch noch nicht ausgewachsen ist, führt ein IGF-Defizit im Jugendalter zu Kleinwuchs.

6. **Lösung (E) ist richtig.** Die Hormone aus dem Gelbkörper, nicht die Hormone der Eizelle, bestimmen den Verlauf der zweiten Zyklushälfte.

7. **Lösung (D) ist richtig.** Um ein nahe gelegenes Objekt scharf abzubilden, muss die Brechkraft der Linse durch Akkomodation, genauer gesagt durch Kontraktion des Ziliarmuskels, erhöht werden.

8. **Lösung (D) ist richtig.** Erhöhung der Temperatur kann bis zu einem gewissen Grad die Enzymaktivität von Proteinen steigern. Ab 40°C sinkt die katalytische Aktivität stark, da die Enzyme ihre Raumstruktur verändern. Ein Mensch befindet sich bei hohem Fieber in Lebensgefahr, denn durch den Funktionsverlust der Enzyme können lebensnotwendige Stoffwechselvorgänge nicht mehr ablaufen.

9. **Lösung (D) ist richtig.** Da T mit A paart, machen diese Nukleinbasen $2 \times 26 = 52\%$ der Nukleinbasen aus. 100% - 52% = 48% machen die Basen C und G aus, sodass der Anteil an C 24% beträgt. Wird beispielsweise eine zusätzliche Base in das Intron eingefügt, kommt es zu einer

Leserasterverschiebung, die auch die Triplettabfolge des Exons beeinflusst. Zur Verdeutlichung: 5'-AAATTT-3' sei eine Basenfolge der DNA, wobei das Triplett AAA zum Intron und TTT zum Exon gehört. Wird nun eine Base im Intron eingefügt, lautet die Basenfolge AGAATTT, welche in den Tripletts AGA und ATT resultieren.

10. **Lösung (B) ist richtig.** Männer, die das Gen für Muskeldystrophie Duchenne tragen, werden immer erkrankt sein, da sie kein zweites, gesundes X-Chromosom besitzen können. Die Söhne eines erkrankten Mannes erhalten von ihm das Y-Chromosom, welches die Anlage für Muskeldystrophie Duchenne nicht trägt. Die Töchter eines erkrankten Mannes erhalten das defekte X-Chromosom, allerdings wird bei ihnen zumeist ein gesundes zweites X-Chromosom von der Mutter den Ausbruch der Krankheit verhindern. Die Tochter eines erkrankten Vaters und einer Mutter, die mindestens ein defektes X-Chromosom trägt, kann ebenfalls an Muskeldystrophie Duchenne erkranken.

11. **Lösung (D) ist richtig.** Wird ein Teil der Kalium-Natrium-ATPase gehemmt, werden weniger Natrium-Ionen aus der Zelle hinaus- und weniger Kalium-Ionen in die Zelle hineinbefördert. Somit verringert sich die Differenz der inneren und äußeren Natrium-Konzentration. Dadurch arbeitet der Natrium-Calcium-Austauscher langsamer, wodurch sich Calcium-Ionen im Inneren der Zelle ansammeln.

12. **Lösung (A) ist richtig.** Zu I und II: Glucagon baut Glykogen ab, dadurch steigt der Blutzuckerspiegel. Zu III: Glucagon wird bei erniedrigten Blutzuckerspiegel vermehrt ausgeschüttet. Bei Glucagon handelt es sich um ein sogenanntes Hungerhormon.

13. **Lösung (D) ist richtig.** Da sich die zweite Tochtergeneration phänotypisch im Verhältnis 3:1 aufspaltet, müssen beide Farben vorhanden sein.

14. **Lösung (C) ist richtig.** Dieser Irrglaube kann entstehen, da Kurzsichtige in der Ferne nicht gut sehen können und im Alter häufig eine Schwierigkeit beim Sehen in der Nähe auftritt. Kurzsichtigkeit geht allerdings auf einen zu langen Augapfel zurück, während Alterssichtigkeit durch eine alternde Augenlinse entsteht. Da es sich um zwei völlig unterschiedliche Entstehungsmechanismen handelt, kommt es nicht zu einem Ausgleich der Myopie durch Presbyopie im Alter.

15. **Lösung (B) ist richtig.** Der M. sphincter pupillae sorgt für die Miosis. Bei einer Schädigung würde daher die Engstellung nicht mehr funktionieren, die Weitstellung durch den M. dilatator pupillae hingegen schon.

16. **Lösung (D) ist richtig.** Motorik und Koordination werden vom Paläocerebellum im Kleinhirnwurm (vermis cerebellum) gesteuert. In den zwei Kleinhirnhemisphären liegt hingegen das Neocerebellum.

17. **Lösung (C) ist richtig.**
Zu I. und II.: Der Glukose-Carrier sorgt normalerweise für den Rücktransport der Glukose aus dem vorläufigen Urin in das Blut. Bei einer Unterfunktion müsste vermehrt Glukose mit dem Urin ausgeschieden werden, es käme zur sogenannten Glukosurie.
Zu III.: Patienten mit unbehandeltem Diabetes kommen häufig auf Blutzuckerwerte über 200mg/dl. Damit wird die Kapazität des Glukose-Carriers überschritten und Glukose mit dem Urin ausgeschieden. Da Glukose stets Wasser mit sich zieht (osmotische Wirksamkeit), geht dieses vermehrt mit dem Urin verloren und es entsteht Durst. Ein bisher unentdeckter Diabetes zeichnet sich oft durch eine erhöhte Trinkmenge und häufiges Wasserlassen aus.
Zu IV.: Im Gegenteil, ohne den Glukose-Carrier würde die Glukose im Urin verbleiben und im Blut fehlen.

18. **Lösung (E) ist richtig.** Alle der oben genannten Aussagen sind korrekt. Es fallen immer zwei Stadien in eine der drei Stufen. Die präkonventionelle Stufe folgt einem sehr einfachen und egoistischen Verständnis für Moral, während die konventionelle Stufe von äußerer Anerkennung und Regeln geprägt ist. Die postkonventionelle Stufe beginnt mit dem Ende der Pubertät und dem Eintritt in die Volljährigkeit (ca. 21 Jahre) und zeichnet sich durch eine soziale und ethische Orientierung aus.

19. **Lösung (C) ist richtig.** Die Behauptung dieser Patientin, ihr Arzt sei in sie verliebt, kann auf einen uneingestandenen Wunsch ihrerseits nach Zuwendung des Arztes hindeuten. Damit würde sie ihre eigenen Gefühle und Wünsche auf den Arzt übertragen und es würde sich um eine Projektion als Abwehrmechanismus ihrer Gefühle handeln.

20. **Lösung (C) ist richtig.**
Zu A. Der Begriff „Tumor" bezeichnet nur eine Schwellung, eine nicht normale Gewebsveränderung. Er sagt aber noch nichts über die Entartung bestimmter Körperzellen aus.
Zu B. Tumorsuppressorgene sind normalerweise für Reparation und Zerstörung von fehlerhaften Zellen verantwortlich.
Zu C. Die erste Theorie beschreibt die Mutation bestimmter Gene in Onkogene, also ihre Entartung, während die zweite Theorie den Verlust der Reparaturmechanismen des Körpers beschreibt, wodurch die Tumorentstehung nicht verhindert wird.
Zu D. Die Bezeichnung „Krebszelle" ist dem Text zufolge ein Synonym für eine maligne entartete Zelle.
Zu E. Krebszellen zeigen eine sehr hohe Zellteilungsrate, ein verdrängendes Wachstum und können den programmierten Zelltod (Apoptose) vermeiden.

21. **Lösung (D) ist richtig.** Bei der Migräne sind die Schmerzen zwar immer auf einer Seite lokalisiert, diese kann während eines Anfalls allerdings wechseln. Clusterkopfschmerzen sind immer auf derselben Seite des Kopfes lokalisiert.

22. **Lösung (D) ist richtig.**
Zu I. Nystagmen können unter normalen Bedingungen auftreten, so zum Beispiel beim Zug-

fahren. Nur wenn sie in Ruhe auftreten, geben sie Hinweis auf eine Erkrankung.
Zu II. Der optokinetische Nystagmus, z.B. beim Zugfahren, besteht aus einer langsamen Auslenkbewegung, die mit der Richtung der Umwelt geht, um diese möglichst lange zu fixieren. Die Rückstellbewegung geschieht dann in die entgegengesetzte Richtung. Der Nystagmus wird immer nach letzterer benannt.
Zu III. Die Schädigung eines Gleichgewichtsorganes kann zum Ausfallnystagmus von der erkrankten Seite weg führen. Im Falle eine Schädigung rechts ist der Nystagmus also nach links gerichtet.

23. **Lösung (E) ist richtig.** Die kongrade Amnesie zeichnet sich dadurch aus, dass der Betroffene sich an alles vor und nach dem auslösenden Ereignis erinnert, jedoch nicht an das Ereignis selbst.

24. **Lösung (B) ist richtig.**Das Hormon Leptin wird in den Fettzellen produziert und kann die Auslösung des Hungergefühls im Hypothalamus unterdrücken. Ein Verlust von Fettzellen führt demnach zu einer geringeren Produktion von Leptin und zu einer Steigerung des Hungergefühls. So soll das Gewicht langfristig konstant gehalten werden. Es wird vermutet, dass bei stark übergewichtigen Personen eine Resistenz des Hypothalamus gegenüber Leptin besteht.

6.2 ZWEITE SIMULATION

25. **Lösung (E) ist korrekt.**
Zu I. Desinfektionsmittel auf Alkoholbasis können keine Überdauerungsformen (Sporen) von Bakterien vernichten.
Zu II. Desinfektionsmittel wird auf trockenen Händen genutzt. Bei nassen Händen wird die Wirkung durch Verdünnung möglicherweise vermindert.
Zu III. Corynebakterien gehören zur residenten Hautflora und werden erst durch eine längere, chirurgische Händedesinfektion zuverlässig vernichtet.
Zu IV. Unsere Haut wird ständig von verschiedenen Erregern besiedelt, die ihr nicht schaden (residente Hautflora).
Zu V. Sowohl die transiente, als auch die residente Hautflora sollen zum Schutz vor einer Operation reduziert werden.

26. **Lösung (C) ist korrekt.** Hier dürfen Begrifflichkeiten nicht verwechselt werden. Eine Reaktion (hier der Speichelfluss) kann sowohl nach unkonditionierten Reizen (hier der Geruch von Nahrung), als auch nach konditionierten Reizen (hier das Läuten der Glocke) auftreten. Ein neutraler Reiz ist zunächst unabhängig von der Reaktion. Erst durch Konditionierung wird er zum konditionierten Reiz und nimmt Einfluss auf die Reaktion. Ein unkonditionierter Reiz löst auch ohne Lerneffekt bereits eine angeborene Reaktion aus. Eine konditionierte Reaktion ist eine angeborene Reaktion, die auf einen erlernten Reiz hin geschieht.

27. **Lösung (E) ist korrekt.** Konturen können Neugeborene bereits ab der Geburt erkennen. Den Geruch der Mutter können sie wenige Tage später von denen anderer Frauen unterscheiden. Mit 6 Wochen wird dann das Lächeln erlernt. Nach zwei Monaten kann der Säugling das gesamte Gesicht erkennen und nach vier Monaten Gegenstände halten. Das Sitzen wird dann mit 9-10 Monaten erlernt, woran sich mit 12-18 Monaten das freie Gehen anschließt. Das volle Sehvermögen wird mit zwei Jahren erreicht. Mit ca. drei Jahren geht das Kind dann selbstständig zur Toilette.

28. **Lösung (D) ist korrekt.**
Zu I. Eine Lungenerkrankung führt zu einer mangelhaften Beladung des Hämoglobins. Eine Verfärbung würde sich daher nicht erst in Armen und Beinen bemerkbar machen, sondern auch zentral in Lippen und Zunge. Zudem gibt es zahlreiche Ursachen, die zu einer peripheren Zyanose führen können.
Zu II. Arterien führen in der Regel sauerstoffreiches (oxygeniertes) Blut zum Gewebe.
Zu III. Zu einer Zyanose kommt es vielmehr durch eine verminderte Oxygenierung (Sauerstoffbeladung) des Hämoglobins. Oxygeniertes Hämoglobin hat eine hellrote Farbe.
Zu IV. Für den Transport von 50 ml O_2 wird theoretisch mindestens 35,97 g Hämoglobin benötigt. Dies lässt sich überschlagen oder wie folgt berechnen: 50 ml / 1,39 = 35,97 g
Zu V. Über einen Kurzschluss zwischen Arterien und Venen kann es zu einer Vermischung des sauerstoffarmen mit dem sauerstoffreichen Blut kommen. Dadurch können ein Sauerstoffmangel in den Arterien und eine zentrale Zyanose entstehen.

29. **Lösung (A) ist korrekt.** Je größer der Radius und je höher der Druck, desto höher die Wandspannung. Deshalb kommt es bei Krankheiten, die zu einer Vergrößerung des Herzens führen, auch zu einer schlechteren Herzarbeit (Herzinsuffizienz). Bei erhöhtem Druck lässt sich die Wandspannung erniedrigen, indem die Wanddicke zunimmt. Bei Krankheiten, die mit einer Druckerhöhung einhergehen, geschieht genau dies (die sog. Hypertrophie). Eine Abnahme des Herzradius würde laut LaPlace-Gesetz bei gleichbleibender Wanddicke und konstantem Druck zu einer Erniedrigung der Wandspannung führen.

30. **Lösung (E) ist korrekt.**
Zu I. Das lange Sohlenband ist nicht verantwortlich für das Abrollen des Fußes, sondern trägt zur Gewölbebildung des Fußes bei. Bei einer Schädigung könnte der Fuß absinken (Senk- oder Plattfuß), jedoch trotzdem noch abgerollt werden.
Zu II. Das Fußgewölbe wird nicht nur von Bändern, sondern auch von Muskeln aufrechterhalten.
Zu III. Bei einem starken Umknicken nach außen (Pronationstrauma) kann das Band der Innenseite (Lig. Deltoideum) beschädigt werden.
Zu IV. Das Deltaband liegt an der Innenseite des Fußes. Bei einer Schädigung kann der Fuß gegebenenfallsübermäßig pronieren.

31. **Lösung (C) ist korrekt.** Knochenschwund (Osteoporose) ist eine krankhafte Veränderung des Knochens, die zu einer verminderten Stabilität führt. Typischerweise kommt es zu pathologischen Frakturen, z.B. in Wirbelkörpern, ohne größere Gewalteinwirkung.

32. Lösung (D) ist korrekt.

Zu I. und II. Das Broca-Areal ist verantwortlich für die muskuläre Umsetzung der Sprache. Bei einer Störung sind flüssige Sprache und das Schreiben beeinträchtigt. Solange die vorangehenden Areale intakt sind, kann jedoch noch alles verstanden werden. Man nennt dies auch motorische Aphasie.

Zu III. Das Wernicke-Areal ist verantwortlich für das Sprachverständnis und für die Zuordnung von Wörtern. Bei einer Störung fehlt Betroffenen das Verständnis von Gesprochenem, sie können jedoch flüssig reden und schreiben. Diese sogenannte sensorische Aphasie resultiert häufig in einer Phantasiesprache, weil die Betroffenen Silben vertauschen und Wörter erfinden.

Zu IV. Im Gyrus angularis wird Gesehenes und Gehörtes mit dem Gedächtnis abgeglichen. Betroffene haben deshalb z.B. Schwierigkeiten, einen bekannten Gegenstand zu benennen.

33. Lösung (B) ist korrekt.

Zu I. Das Außenband (Lig. collaterale fibulare) stabilisiert das Kniegelenk nach außen. Bei einer Zerreißung kann das Knie typischerweise durch Druck nach außen aufgeklappt werden.

Zu II. Am Kniegelenk sind der Oberschenkelknochen und das Schienbein beteiligt. Der zweite Unterschenkelknochen, das Wadenbein, ist unterhalb des Gelenkes mit dem Schienbein verbunden.

Zu III. Die Kreuzbänder verhindern ein Verschieben der Tibia nach vorn und nach hinten. Bei einer Zerreißung des hinteren Kreuzbandes kann das Schienbein bei der Untersuchung nach hinten verschoben werden.

Zu IV. Schmerzen an der Innenseite des Knies sind eher auf eine Verletzung des inneren Meniskus (Meniscus medialis) zurückzuführen.

Zu V. Menisken sind keine Knochen, sondern druckentlastende Scheiben aus Knorpel und Bindegewebe, die im Kniegelenksspalt liegen.

34. Lösung (E) ist korrekt.

Zu I. Die A. axillaris geht bereits im oberen Drittel des Oberarms in die A. brachialis über, die bei einer Verletzung des unteren Drittels gefährdet ist.

Zu II. Bei einer Abschnürung des Armes unterhalb der Armbeuge sind die A. radialis und A. ulnaris betroffen. Da die A. radialis einen zurückführenden Ast, die A. recurrens radialis, besitzt, wird neben Unterarm und Hand auch das Ellenbogengelenk minderversorgt.

Zu III. Bei einem intakten oberflächlichen und tiefen Hohlhandbogen ist die Versorgung der Hand bei einer Verletzung der A. ulnaris weiterhin durch die A. radialis gesichert.

zu IV. Durch eine Kompression der A. radialis wird eine Blutung der Hand nicht gestoppt, da die Blutzufuhr aus der A. ulnaris weiterhin stattfindet. Am ehesten kann die Kompression der A. brachialis durch Druck in der Armbeuge eine Blutung vermindern.

Zu V. Die Streckmuskeln des Unterarms werden von der A. radialis versorgt. Eine Blutung bei Einschnitt stammt somit aus der Speichenarterie.

35. Lösung (D) ist korrekt.

Zu I. Der Nervus radialis entspringt aus dem Fasciculus posterior, welcher von allen drei Trunci gebildet wird. Er enthält daher Anteile aus allen am Armplexus beteiligten Spinalnerven.

Zu II. Der Nervus ulnaris geht aus dem Fasciculus medialis hervor, der wiederum nur aus dem

Truncus inferior stammt. Er hat deshalb nur Anteile der Spinalnerven C8 und Th1.
Zu III. Der Nervus medianus entstammt dem Fasciculus lateralis und medialis. Diese werden von den Trunci superior, medius und inferior gespeist. Der Nerv enthält daher Anteile von den Spinalnerven C5 – C8 und Th1.
Zu IV. Aus dem Fasciculus posterior geht der Nervus radialis hervor, der die Muskeln der Handstreckung innerviert. Bei einem Ausfall kann daher die Hand nicht mehr gestreckt werden.
Zu V. Die Muskeln der Fingerspreizung werden vom Nervus ulnaris innerviert. Dieser geht nicht aus dem Fasciculus lateralis, sondern aus dem Fasciculus medialis hervor.

36. **Lösung (E) ist korrekt.** Die linke Magenarterie (A. gastrica sinistra) versorgt nicht die untere, sondern die obere Hälfte der kleinen Kurvatur mit Blut.

37. **Lösung (C) ist korrekt.** Weber B – und Weber C – Frakturen gehen mit einer teilweisen oder kompletten Zerreißung der Syndesmose einher. Aufgrund der Instabilität im Gelenk müssen diese beiden Brüche meist operativ behandelt werden.

38. **Lösung (E) ist korrekt.** Neugeborene weisen im Verhältnis zu ihrer Körpergröße eine relativ große Körperoberfläche auf, über die sie Wärme verlieren. Zur Verhinderung der Auskühlung besitzen sie anteilig mehr braunes Fettgewebe als Erwachsene. Im braunen Fettgewebe wird über die zahlreichen Mitochondrien Wärme gewonnen.

39. **Lösung (D) ist korrekt.**
Zu I. Bei einer Überproduktion der Hormone der Hypophyse ist das Wachstumshormon erhöht und konsekutiv auch die Wachstumsfaktoren. Gemäß des negativen Feedbacks wäre jedoch GRH erniedrigt.
Zu II. Eine Überproduktion von GRH bewirkt auch eine Überproduktion von Wachstumshormon und –faktoren.
Zu III. Das Wachstumshormon STH kann bei exzessivem Anstieg, z.B. im Rahmen eines Hypophysentumors, zu einer erhöhten Produktion von Wachstumsfaktoren führen. Diese führen u.a. zu vermehrtem Knochen- und Muskelaufbau. Bei Jugendlichen mit dieser Erkrankung kann es zu Riesenwuchs kommen.
Zu IV. Ein Mangel an Wachstumshormonen führt zu einem Mangel an Wachstumsfaktoren und damit zu vermindertem Knochen- und Muskelaufbau. Folge kann Kleinwuchs sein.
Zu V. Somatostatin wird im Hypothalamus gebildet und wirkt dort direkt hemmend auf die Bildung von Somatoliberin.

40. **Lösung (D) ist korrekt.**
Zu I. Das RAAS ist das körpereigene System zur Blutdrucksenkung. Eine medikamentöse Unterbrechung wird eingesetzt zur Blutdrucksenkung bei z.B. Bluthochdruck (Hypertonie).
Zu II. Ein Medikament, welches die Wirkung des ACE vermindert (sog. ACE-Hemmer), verhindert die Aktivierung von Angiotensin I zu Angiotensin II. Dies bewirkt auch eine verminderte Ausschüttung des Hormons Aldosteron. Ein ACE-Hemmer würde also die Urinausscheidung sogar eher erhöhen.
Zu III. Eine medikamentöse Hemmung des Aldosterons mit sog. Aldosteronantagonisten be-

wirkt zwar eine Blutdrucksenkung, dies geschieht jedoch durch Erhöhung des Urinvolumens.
Zu IV. Renin steht am Anfang des blutdruckregulierenden RAAS und wird benötigt, um das inaktive Protein Angiotensinogen zu spalten. Bei einer Hemmung von Renin durch sog. Reninhibitoren können keine weiteren Komponenten der Kaskade entstehen. Angiotensin I, Angiotensin II und Aldosteron fallen daher ab.

41. **Lösung (D) ist korrekt.** Ein niedriger pH-Wert bedeutet eine hohe Konzentration an Protonen und andersherum. Die Körperzellen reagieren hierauf mit einer Umverteilung: Protonen werden aufgenommen oder abgegeben und dabei jeweils gegen Kalium ausgetauscht. Eine Veränderung des pH-Wertes geht deshalb mit einer gegensinnigen Veränderung des Kaliumwertes im Blut einher.

42. **Lösung (E) ist korrekt.**
Zu I. Serotonin und Thromboxan wirken gefäßverengend. Stickstoffmonoxid und Prostazyklin hingegen wirken gefäßerweiternd, lediglich ihre verminderte Freisetzung aus geschädigten Gefäßen bewirkt eine Vasokonstriktion.
Zu II. Stickstoffmonoxid und Prostazyklin wird aus der Gefäßwand freigesetzt.
Zu III. Serotonin und Thromboxan bewirken eine weitere Gefäßverengung, welche die Blutstillung unterstützt.
Zu IV. Thrombozyten bilden mit Hilfe von Fibrinogen eine mehrlagige, quervernetzte Schicht zur Defektdeckung.

43. **Lösung (B) ist korrekt.**
Zu I. Einer Asthmaerkrankung liegt keine bakterielle Infektion, sondern eine Hyperreaktivität des körpereigenen Immunsystems zugrunde.
Zu II. Granulozyten und Lymphozyten sind eher an der langfristigen chronischen Entzündung beteiligt, als an der sofortigen Atemwegsverengung.
Zu III. Ein Medikament zur Erweiterung der Atemwege kann die akute Atemnot eines Asthmapatienten lindern, jedoch nicht die langfristigen Folgen. Dazu werden zusätzlich entzündungshemmende Medikamente benötigt.
Zu IV. Leukotriene tragen zu einer akuten Entzündungsreaktion bei.

44. **Lösung (C) ist korrekt.** Dem Text lässt sich diese Reihenfolge ableiten.

45. **Lösung (D) ist korrekt.** Ein Anstieg des Kohlenstoffdioxids im Blut ist im Atemzentrum des Gehirns ein Reiz für die Erhöhung der Atemfrequenz und damit für mehr Atemzüge pro Minute.

46. **Lösung (D) ist korrekt.** Bei der Konjugation wird Glucoronsäure an Bilirubin gebunden. Dadurch wird das Hämoglobin-Abbauprodukt wasserlöslicher und kann über die Galle ausgeschieden werden. Die Konjugation macht aus indirektem direktes Bilirubin.

47. Lösung (C) ist korrekt. Die A. coronaria dextra speist unter anderem das elektrische Leitsystem des Herzens mit sauerstoffreichem Blut. Bei einer Schädigung, beispielsweise im Rahmen eines Herzinfarktes, kommt es vermehrt zu Herzrhythmusstörungen.

48. Lösung (A) ist korrekt.
Zu I. Hepatitis B - Viren sind sowohl im Sperma als auch im Blut und sind deshalb potenziell sexuell übertragbar.
Zu II. Hepatitis A ist vor allem über Nahrungsmittel übertragbar. Eine Infektion über Muttermilch kommt eher bei Hepatitis B vor.
Zu III. Hepatitis B heilt mehrheitlich vollständig aus (zu etwa 90%), während Hepatitis C mehrheitlich chronifiziert (zu etwa 70%).
Zu IV. Hepatitis A heilt meist folgenlos aus und nimmt keinen bleibenden Schaden an der Leber. Hepatitis B hingegen verursacht z.T. eine Leberzirrhose und damit einen allmählichen Funktionsverlust der Leber.
Zu V. Drogenabhängige sind durch das Teilen von Nadeln stark gefährdet, sich mit blutübertragbaren Hepatitisviren anzustecken. Diese sind B und C, nicht jedoch A.

6.3 DRITTE SIMULATION

49. Lösung (D) ist korrekt. Nach dem vierten Lebensmonat hat sich das Ausgangsgewicht (3,4 kg) verdoppelt und der Säugling ist 14 cm gewachsen. Er wiegt also 6,8 kg bei einer Länge von 64 cm. An seinem ersten Geburtstag hat sich das Ausgangsgewicht auf 10,2 kg verdreifacht (3,4 x 3 = 10,2) und die Größe auf 75 cm erhöht (64 + 11 = 75). Mit sechs Jahren hat sich das vorherige Gewicht des Kindes auf 20,4 kg verdoppelt (10,2 x 2 = 20,4), bei einer Größe von 116 cm (150 – 34 = 116). Am 12. Geburtstag wird sich das Gewicht ebenfalls um den vorherigen Wert verdoppelt, das Kind wiegt vor dem Eintritt in die letzte Phase also 40,8 kg (20,2 x 2 = 40,8) bei einer Größe von 150 cm.

50. Lösung (A) ist korrekt.
Zu I.: Ist korrekt, da ein niedriger Fettgewebsanteil eine schlechtere Verteilung des Alkohols im Körper bedeutet, also einen höheren r-Wert. Wenn man einen höheren r-Wert in die Formel einsetzt, bekommt man rechnerisch eine niedrigere BAK heraus.
Zu II.: c = 70 g / (100.000 g * 0,7) = 0,001 = 1 Promille
Zu III.: Je höher der Anteil des Fettgewebes im Körper (z. B.: bei den meisten Frauen), desto kleiner wird der r-Wert.
Zu IV.: A = 1000ml * 0,05 * 0,8 g/ml = 40 g Alkohol
Zu V.: Der m- und der c-Wert verhalten sich gegenläufig. Denn je schwerer eine Person ist (m-Wert), desto größer ist die Fläche auf die der Alkohol sich verteilen kann und desto kleiner ist die BAK (c-Wert).

51. **Lösung (C) ist korrekt.** Am wenigsten zutreffend ist die Aussage, dass Patienten mit einer Broca-Aphasie einem Untersucher nicht nachsprechen können, während Wernicke-Patienten hierzu in der Lage sind. Wie im Text beschrieben, haben Wernicke-Patienten sowohl ein eingeschränktes Sprachverständnis, als auch Probleme einen einfachen Satz auszusprechen. Bei Broca-Patienten ist das Sprachverständnis hingegen meist unbeeinträchtigt und sie können aussprechen was sie denken bzw. nachsprechen mit eventueller Verzögerung.

52. **Lösung (D) ist korrekt.** Bei einer Verletzung des N. ulnaris, gibt es zwar sensible Ausfälle im Bereich des Ringfingers und kleinen Fingers, der motorische Ausfall, würde sich allerdings wie folgt darstellen. Wie im Text beschrieben versorgt der Nerv die Beugemuskulatur der beiden Finger, das heißt bei normaler Funktion führt er diese Finger in die Beugung (also z.B. zum Faustschluss). Wenn der N. ulnaris ausfällt ist eben dies nicht mehr möglich. Sobald der Patient seine Finger zu einer Faust zusammenbringen möchte, bleiben der Ringfinger und kleine Finger gestreckt stehen.

53. **Lösung (A) ist korrekt.**

Zu A: Eine Hyperventilation ist eine beschleunigte Atmung und umfasst somit auch eine höhere Anzahl von Ausatmungen. Durch die vermehrte Ausatmung wird mehr CO_2 abgeatmet, sodass weniger im Blut vorhanden ist. Weniger CO_2 im Blut bedeutet einen Abfall der Säuren und einen Basenüberschuss. Das Blut wird also basisch, der pH-Wert steigt an und es resultiert in einer respiratorisch ausgelösten Alkalose.

Zu B: Der Begriff metabolische Azidose gibt vor, dass die primäre Störung aus dem metabolischen System (zB. der Niere) hervor gegangen ist. Das respiratorische System wäre in dem Fall für den Kompensationsmechanismus zuständig.

Zu C: Bei der metabolischen Azidose, gibt es einen Abfall des Bikarbonats. Da Bikarbonat eine Base ist, führt der Abfall zu einer Ansäuerung des Blutes und somit zu einem erniedrigten pH-Wert.

Zu D: Bei einer respiratorischen Azidose kommt es zum Anstieg der Säure CO_2, somit zu einer Ansäuerung des Blutes und zu einem erniedrigten pH-Wert. Um diesen zu kompensieren, setzt die Niere vermehrt die Base Bikarbonat frei, sodass der pH-Wert wieder angehoben wird.

Zu E: Bei einer metabolischen Alkalose ist der pH-Wert im Blut erhöht. Um den pH-Wert wieder zu senken versucht der Körper möglichst viel CO_2 im Körper zurück zu halten, da dieses das basische Blut sauer macht. Um möglichst wenig CO_2 über die Atmung zu verlieren, verlangsamt der Körper diese und es kommt zu einer Hypoventilation.

54. **Lösung (D) ist korrekt.** Wie im Text beschrieben, kann die Desquamationsphase zwischen 4-5 Tagen dauern und die Proliferationsphase somit 9-10 Tage. Die einzige Phase die immer 14 Tage dauert ist die Sekretionsphase.

55. **Lösung (B) ist korrekt.** Diese Aussage lässt sich aus dem Text nicht ableiten. Ein intrahepatischer Ikterus kann verschiedene Ursachen haben. Es kann der Blutweg zu den einzelnen Leberzellen, in denen das indirekte in das direkte Bilirubin umgewandelt wird, gestört sein. Dies würde zu einem Anstieg des indirekten Bilirubins führen. Es kann sich auch um einen direkten Schaden der Leberzellen handeln, sodass nur sehr wenig oder keine Umwandlung stattfinden kann, sodass das indirekte Bilirubin ansteigt. Gibt es aber ein Problem bei der Ausscheidung

aus den Leberzellen, so würde sich das bereits umgewandelte Bilirubin in den Zellen anstauen und es gäbe eine direkte Hyperbilirubinämie. Bei einem intrahepatischen Ikterus, kann es also zu beiden Formen der Hyperbilirubinämie oder zu Mischformen kommen.

56. **Lösung (D) ist korrekt.**
Zu I.: Beim Diabetes Typ II gibt es eine Unempfindlichkeit bestimmter Organrezeptoren gegenüber dem Hormon Insulin. Steigt der BZ-Spiegel an, wird ganz normal Insulin für dessen Senkung ausgeschüttet (beide Werte sind im Blut erhöht). Die BZ-Senkung tritt allerdings nicht ein, da Insulin nicht an seinem Wirkungsort wirken kann.
Zu II.: Einen Diabetes Typ I kann man mit der Gabe von Insulin behandeln, da bei diesem Krankheitsbild im Gegensatz zum DM Typ II die Produktion von Insulin gestört ist. Dies kann man mit externen Insulingaben ausgleichen und sozusagen die Funktion der Bauchspeicheldrüse ersetzen.
Zu III.: Bei einem Typ II Diabetiker kann der Körper ungehindert auf eine BZ-Erhöhung mit einer Ausschüttung von Insulin reagieren, da die Produktion von Insulin im Gegensatz zu Typ I nicht gestört ist. Das Insulin kann jedoch nicht wirken, da die Rezeptoren auf den Zielorganen unempfindlich sind.
Zu IV.: Bei einem Typ I Diabetiker werden die Bauchspeicheldrüsenzellen zerstört, was zu einem grundlegenden (absoluten) Mangel an Insulin führt.

57. **Lösung (E) ist korrekt.** Die Informationen würden nur durch Übung oder Wiederholung der Zahlenreihe in das sekundäre Gedächtnis aufgenommen werden. Eine direkte Abfrage der Informationen testet das primäre/Kurzzeitgedächtnis.

58. **Lösung (B) ist korrekt.**
Zu I.: Der Nachweis von anti-HBs und anti-HBc-IgM weist auf eine akute Hepatitis B hin. Es ist daher wahrscheinlich, dass der Untersuchte Symptome einer Leberschädigung zeigt.
Zu II.: Ein alleiniger Nachweis von anti-HBs gibt Hinweis darauf, dass der Untersuchte gegen Hepatitis B geimpft wurde. Bei einer abgelaufenen Infektion wäre neben anti-HBs auch anti-HBc und anti-HBe nachgewiesen worden.
Zu III.: Bei chronischer Hepatitis sind alle drei genannten Antikörper im Blut zu finden.
Zu IV.: Anti-HBc-IgM gibt einen Hinweis darauf, dass der Untersuchte sich nicht mehr in der Inkubationsphase, sondern im Stadium der akuten Hepatitis befindet.
Zu V.: Ein alleiniger Nachweis von anti-HBc gibt Hinweis auf eine Inkubationsphase. Nach einer Impfung wäre anti-HBs nachweisbar.

59. **Lösung (B) ist korrekt.** Diese Aussage lässt sich aus dem Text nicht ableiten. Tatsächlich kann das Virus nicht durch intakte Haut eindringen. Ein Abschlecken durch ein infiziertes Tier ohne Biss macht eine Infektion daher unwahrscheinlich.

60. **Lösung (B) ist korrekt.** Mit 68 kcal/100 ml hat reife Muttermilch den höchsten Energiegehalt. Dies ist angepasst an den steigenden Energieverbrauch des Säuglings.

61. Lösung (B) ist korrekt.

Zu I. Bei einer Unterfunktion des Pankreas sinkt die Produktion von Insulin und Glucagon. Damit kann die Regulation des Zuckerstoffwechsels entgleisen.

Zu II. Trypsinogen ist ein proteinspaltendes Enzym, welches im Pankreas als Vorstufe gebildet und im Darm durch Enteropeptidase aktiviert wird.

Zu III. Stärke wird vom Enzym Amylase gespalten, unabhängig vom Trypsinininhibitor.

Zu IV. Insulin und Glucagon werden im Pankreas gebildet, jedoch an das Blut abgegeben.

62. Lösung (E) ist korrekt.

Zu I. Der Zwölffingerdarm (Duodenum) wird neben dem Truncus coeliacus auch über die A. mesenterica superior (nicht inferior!) versorgt.

Zu II. Die Darmabschnitte nach der linken Kolonflexur werden von der A. mesenterica inferior (nicht superior!) versorgt.

Zu III. Die Gefäßverbindung besteht nur zwischen den dickdarmversorgenden Anteilen der oberen und unteren Eingeweidearterien. Bei einem Ausfall der A. mesenterica inferior ist demnach der Enddarm trotzdem gefährdet.

Zu IV. Die Riolan-Anastomose besteht zwischen Arterien (obere und untere Eingeweidearterie), nicht zu Venen.

63. Lösung (D) ist korrekt. Die Vitalparameter werden bei der U1 in der ersten Viertelstunde des Lebens gemessen, zudem werden Geburtsverletzungen ausgeschlossen. Das Screening auf Stoffwechselerkrankungen sollte zur Behandlung dieser möglichst früh (während der U2 am 3.-10. Lebenstag) erfolgen. Ein Ultraschall zum Ausschluss von Störungen des Hüftkopfes wird bei der U3 in der 4.-6. Lebenswoche durchgeführt. Die Koordination wird gesondert bei der U4 im 3.-4. Lebensmonat untersucht, während die Motorik speziell noch einmal bei der U5 im 6.-7. Lebensmonat beurteilt wird. Eine Impfung sollte ebenfalls in diesem Zeitraum stattfinden. Zuletzt wird die Sprachentwicklung bei der U6 im 10.-12. Lebensmonat beurteilt.

64. Lösung (D) ist korrekt. Durch Streptokokken der Gruppe A kann die Haut gerötet und geschwollen imponieren (Erysipel) oder Blasen und Krusten bilden (Impetigo contagiosa). Eine Schuppung der Haut ist nicht charakteristisch.

65. Lösung (E) ist korrekt. Stillen ist kein Risikofaktor für den plötzlichen Kindstod. Im Gegenteil: es wird das Stillen für mindestens 6 Monate empfohlen. Über die Muttermilch erhält der Säugling die bestmögliche Ernährung, was die Voraussetzung für eine gesunde Entwicklung ist.

66. Lösung (B) ist korrekt. Hört der Patient beim Weber-Test den Ton in seinem gesunden Ohr lauter, muss dies auf eine Innenohrschädigung des anderen Ohrs hindeuten. Das Mittelohr wird bei diesem Test durch die Nutzung der Knochenleitung umgangen. Das kranke Innenohr kann die Schallwellen, die über den Knochen ankommen, nicht richtig in einen Ton übersetzen und es kommt zu einer Schallempfindungsstörung. Diese verursacht, dass der Ton im kranken Ohr nicht gehört und im gesunden Ohr somit als stärker empfunden wird.

67. **Lösung (A) ist korrekt.**
Zu A. Der zentrale Bereich der Netzhaut besteht, wie im Text beschrieben, hauptsächlich aus Zapfen. Diese sind wegen ihrer hohen Auflösung für das scharfe Sehen und Farbsehen verantwortlich. Das Hell- und Dunkel-Sehen geschieht über die Stäbchen.
Zu B. Da die Netzhaut über die Wahrnehmung von Lichtreizen definiert ist und diese in elektrische Signale übersetzt, kommt es bei Schäden zu einer abweichenden Wahrnehmung von Lichtreizen, bzw. der Weitergabe, und somit zu einem veränderten Sehempfinden.
Zu C. Sehen bei schwachem Licht ist nur eine Umschreibung für das Sehen bei Nacht bzw. Dämmerung, welches durch die Stäbchen realisiert wird.
Zu E. Den Stäbchen fehlen die Zapfen-Opsine, welche erforderlich für das Farbsehen sind.

68. **Lösung (B) ist korrekt.** Die Freisetzung von Adrenalin resultiert in einem Anstieg bzw. einer erhöhten Leistungsfähigkeit des Herzens und der Blutgefäße. Allerdings sorgt der Anstieg des Sympathikotonus gleichzeitig für eine Unterdrückung des Parasympathikus und somit für eine verminderte Aktivität der Verdauungsorgane.
Zu II.: Eine Prüfungssituation ist eine Stresssituation für den Körper und somit Grund einer möglichen Sympathikusaktivierung.
Zu III.: Bei einem cholinergen Syndrom, ist der Parasympathikus aktiv und hemmt den Sympathikus. Es kommt deshalb zu einem niedrigen Blutdruck und einem verlangsamten Herzschlag.
Zu IV: Bei einem anticholinergen Syndrom ist nicht genügenden ACh vorhanden, weshalb der Parasympathikus gehemmt wird.

69. **Lösung (C) ist korrekt.** Eine Unterfunktion der Neben-Schilddrüse kann zu einer verringerten PTH-Ausscheidung führen. Fällt PTH im Blut ab, wird weniger Calcium aus Organen und Knochen dem Blut parat gestellt und die Calciumkonzentration sinkt (Hypokalzämie).
Zu A: Eine Hyperkalzämie führt im Normalfall zu einer Verringerung der PTH Ausschüttung.
Zu B: Bei einer Hypokalzämie reagiert der Körper mit der Ausschüttung von PTH, welches eine verminderte Ausscheidung von Calcium über die Niere bewirkt.
Zu D: Die medikamentöse Gabe von PTH würde zu einer weiteren Demineralisierung des Knochens führen.
Zu E: Ein Vitamin D Mangel würde die Regulation des Calcium-Haushaltes beeinflussen.

70. **Lösung (D) ist korrekt.** Wiederholt sich der Kreislauf nur viermal am Tag, gibt es eine Gesamtmenge von 2g Gallensäure die diesen Kreislauf durchlaufen. Wiederholt sich dieser Zyklus zwölfmal, wird insgesamt mehr neu produziert und geht mehr verloren, sodass eine Gesamtmenge von 4g zirkuliert. Von diesen Gesamtmengen gehen 10% mit dem Stuhl verloren und müssen somit neu produziert werden um einem kontinuierlichen Verlust vorzubeugen. Man rechnet also:
2g = 2000mg → (2000mg/100) × 10 = 200mg
4g = 4000mg → (4000mg/100) × 10 = 400mg

71. **Lösung (E) ist korrekt.**
Zu I.: Beim Vorwärtsversagen ist die Auswurfleistung des Herzens vermindert und die Durchblutung des Körpers eingeschränkt.
Zu II.: Das rechte Herz ist dafür verantwortlich, das Blut aus dem Körper in die Lunge zu leiten. Bei einer Schwäche staut sich das Blut zurück.
Zu III.: Beide können gleichzeitig bestehen und sich auch gegenseitig bedingen. So kann es z.B. durch ein Vorwärtsversagen auch zu einem Rückstau kommen.
Zu IV.: Normalerweise versorgt das Herz den Körper mit sauerstoffreichem Blut aus der Lunge. Da beim Vorwärtsversagen die Durchblutung des Körpers eingeschränkt ist, kann man einen Sauerstoffmangel messen.
Zu V: Da sich bei einem Rückwärtsversagen Blut in den Körper zurückstaut, entsteht ein Flüssigkeitsübertritt ins Gewebe (Ödem).

72. **Lösung (D) ist korrekt.**
zu I.: Die Halbwertszeit gilt nur für radioaktive Isotope und beschreibt die Zeit, in der die Hälfte von ihnen zerfällt.
zu II.: Die Pflanze nimmt ^{14}C durch Photosynthese auf. Da die Pflanze nach ihrem Absterben keine Photosynthese mehr betreiben kann, sinkt der Anteil von ^{14}C in der Pflanze langsam durch den Zerfall.
zu III.: ^{13}C ist ein stabiles Isotop. Im Gegensatz zu ^{14}C zerfällt es daher nicht und sein Anteil in der Pflanze bleibt nach dem Absterben konstant.
zu IV.: Das Alter von totem Pflanzenmaterial lässt sich durch den Anteil von ^{14}C bestimmen, da die Dauer seines Zerfalls bekannt ist. Mit Hilfe der sogenannten Radiocarbonmethode kann durch Messung der radioaktiven Strahlung der verbliebene Anteil von ^{14}C ermittelt werden.
zu V.: Nach 11.460 Jahren (zwei Halbwertszeiten) sind noch 25% (100% : 2 = 50% → 50% : 2 = 25%) vorhanden und bereits 75% zerfallen.

6.4 VIERTE SIMULATION

73. **Lösung (A) ist korrekt.** Zur Lösung der Aufgabe muss man sich klar machen, welche der vier Basen jeweils komplementär zueinander sind. Da Thymin komplementär zu Adenin ist und das Verhältnis 1:1 ist, muss auch Adenin einen Anteil von 32% haben. Mit dieser Überlegung lässt sich dann der Anteil von Guanin errechnen:
$(A + T) + (G + C) = 100\,\%$
$(32\,\% + 32\,\%) + (G + C) = 100\,\%$
$(32\,\% + 32\,\%) + (18\,\% + 18\,\%) = 100\,\%$
Dementsprechend haben Guanin und Cytosin jeweils einen Anteil von 18 %.

74. **Lösung (D) ist korrekt.** α-Amantadin blockiert die RNA-Polymerase, welche ein zentrales Enzym für die Transkription (die Übersetzung von DNA in RNA) ist. Unter anderem ist die RNA-Polymerase für die Initiation des Vorgangs und die Elongation des RNA-Stranges zuständig. Auch bei der Entwindung der DNA-Doppelhelix zu Einzelsträngen spielt das Enzym eine

Rolle. All diese Vorgänge werden nach dem Verzehr des Knollenblätterpilzes gestört. Die Leserichtung des DNA-Stranges hingegen ist und bleibt immer die 3´-5´-Richtung.

75. **Lösung (B) ist korrekt.** Bei einer unzureichenden Funktion der Hypophyse kann nicht genug TSH produziert werden. Es gibt zwar genügend TRH aus dem Hypothalamus, jedoch kann ohne die konsekutive Produktion von TSH die Schilddrüse nicht zur Produktion von T3 und T4 angeregt werden.
Zu A: Bei einer Überfunktion der Schilddrüse können zwar T3 und T4 erhöht sein, TSH und TRH wären dann jedoch wegen des negativen Feedbacks entsprechend niedriger.
Zu C: Würde der Hypothalamus zu viel TRH produzieren, dann würden sowohl TSH als auch folgerichtig T3 und T4 ansteigen.
Zu D: Bei einer Unterfunktion der Schilddrüse sind ihre eigenen Hormone T3 und T4 erniedrigt. Die stimulierenden Hormone TSH und TRH hingegen wären nicht betroffen, bzw. sogar erhöht.
Zu E: Bei einer Überproduktion von TSH würde die Schilddrüse mehr T3 und T4 produzieren. Allerdings würde gemäß dem negativen Feedback auf den Hypothalamus das TRH sinken.

76. **Lösung (C) ist korrekt.** Die Blut-Harn-Schranke ist undurchlässig für Moleküle mit einer zu hohen Masse. Sehr kleine Moleküle, wie Wasser und Elektrolyte, können die Schranke passieren und werden erst im Tubulussystem zurückresorbiert. Werden die Podozyten als feinste Schicht der Schranke zerstört, können Moleküle bis zu 200 kDa ungehindert passieren. Negativ geladene Proteine erfahren jedoch eine elektrostatische Abstoßung an den negativ geladenen Molekülen der Basalmembran. Albumin kann somit im Regelfall nicht in den Harn gelangen.

77. **Lösung (B) ist korrekt.** Bei dieser Art von Faser ist zum einen Isolation und saltatorische Fortleitung durch eine Myelinscheide gewährleistet. Zudem ist der Faserwiderstand, der mit dem Quadrat des Durchmessers abnimmt, wesentlich geringer als bei einer dünnen Faser.

78. **Lösung (B) ist korrekt.** Das dritte Neuron ist die Ganglienzelle, die noch in der Retina des jeweiligen Auges liegt und nur von dort Informationen enthält. Das vierte Neuron hingegen liegt hinter der Kreuzung der Fasern im Chiasma opticum und erhält daher Informationen beider Augen. Der Tractus opticus läuft zwischen dem Chiasma opticum und dem vierten Neuron. Im rechten Tractus opticus verlaufen daher Fasern aus der temporalen Retinahälfte des rechten Auges und der nasalen Retinahälfte des linken Auges. Der Nervus opticus läuft zwischen dem jeweiligen Auge und dem Chiasma opticum, das heißt vor der Kreuzung der Fasern. Der linke Nervus opticus enthält daher nur die Informationen des linken Auges.

79. **Lösung (E) ist korrekt.** Aus dem Text lässt sich ableiten, dass ein Kind von beiden Elternteilen die gleiche mutierte Genkopie erhalten muss, um selbst an einer Hörstörung zu erkranken. Bedingt durch die Vielzahl an Mutationen, die eine Hörstörung verursachen können, ist es jedoch durchaus möglich, dass zwei Elternteile mit Hörstörungen zwei verschiedene Mutationen aufweisen. Ihr Kind wäre dann zwar Träger beider Mutationen, würde jedoch nicht erkranken.

80. Lösung (C) ist korrekt. Bei der isotonischen Kontraktion (gr. isos „gleich" und tonos „das Spannen"), bleibt die Muskelspannung gleich und die Muskellänge verkürzt sich.

81. Lösung (D) ist korrekt. Nicht alle Opioide haben die gleiche Wirkung oder unerwünschte Wirkung. OP2-affine Opioide verursachen keine Atemdepression und haben eine geringe Suchtgefahr. Sie kommen vor allem bei mäßig starken Schmerzen in Frage. Bei stärkeren Schmerzen empfiehlt sich ein OP3-affines Opioid, welches jedoch auch die meisten Nebenwirkungen, wie z.B. Verstopfung und Atemdepression, birgt.

82. Lösung (B) ist korrekt. Aus dem Text lässt sich ableiten, dass Aggressine die Fresszellen des Wirtes schädigen. Adhäsine und Invasine sind begünstigend für den Beginn einer Infektion, sie beeinflussen jedoch nicht die Immunantwort. Ein Erreger bindet zudem nicht über Invasine, sondern über Adhäsine (lat. adhaerere – haften) an eine Wirtszelle. Zur Immunantwort des Wirtes gehören Phagozyten und Botenstoffe. Letztere werden von den Modulinen beeinflusst.

83. Lösung (D) ist korrekt. Die Therapie beinhaltet keine direkte Vernichtung des Virus, da die Infektion selbstlimitierend ist und es keinen spezifischen Wirkstoff gegen Noroviren gibt. Wie aus dem Text abzuleiten ist, werden nur die Symptome (Wasser- und Elektrolytverluste) behandelt, sowie hygienische Maßnahmen eingeleitet. Eine Aussage zu einer bevorzugten Altersgruppe lässt sich aus dem Text nicht ableiten. Grundsätzlich sind alle Altersgruppen gefährdet. Besonders größere Einrichtungen (wie auch Krankenhäuser) sind Orte, an denen sich Noroviren gut verbreiten können. Ein Patient hat sich laut der Inkubationszeit vermutlich ½ - 2 Tage vor Beginn der Symptome infiziert und leidet dann charakteristischerweise nur an niedrigem Fieber.

84. Lösung (E) ist korrekt. Plasmodien bedienen sich für einen vollständigen Lebenszyklus zwei verschiedener Wirte – dem Menschen und der Anophelesmücke. Den für die Erkrankung charakteristischen Fieberschub bekommt ein Infizierter nach dem Platzen von befallenen Erythrozyten, wodurch auch Gametozyten frei werden. Merozoiten entstehen aus einer Teilung nach ungeschlechtlicher Vermehrung. Bei einem infizierten Menschen findet nicht die geschlechtliche Vermehrung statt. Schizonten finden sich entweder in Leberzellen oder in Erythrozyten.

85. Lösung (A) ist korrekt. Nach dem Fluid-Mosaic-Modell bewegen sich die Proteine innerhalb einer fließfähigen Membran lateral frei und haben somit keinen konstanten Platz.

86. Lösung (A) ist korrekt. Bakterien werden als feste Fremdstoffe im Heterolysosom, einer Verschmelzung aus Phagosom und Lysosom, abgebaut. Endosomen enthalten keine Enzyme, sondern dienen lediglich der Verpackung. Sie enthalten flüssige Fremdstoffe, die letztendlich von Hydrolasen abgebaut werden. Die Aufnahme von flüssigen Stoffen in die Zelle wird Pinozytose genannt. Bakterien zählen jedoch zu den Feststoffen. Die Selbstverdauung eines Lysosoms wäre ein Abbau körpereigener Stoffe und somit eine Autophagie.

87. **Lösung (C) ist korrekt.**
zu I.: Noradrenalin vermittelt über den α-Rezeptor eine Vasokonstriktion und steigert so den Blutdruck.
zu II.: Der β-Rezeptor, der eine Blutdrucksenkung vermittelt, reagiert auf geringe Konzentrationen von Adrenalin.
zu III.: Bei hohen Konzentrationen von Adrenalin werden überwiegend α-Rezeptoren angesprochen, die den Blutdruck steigern.
zu IV.: In der Muskulatur finden sich v.a. β-Rezeptoren, daher ist die Wirkung von Noradrenalin sehr gering. Jedoch würde Noradrenalin in jedem eine Verengung der Gefäße bedingen.
zu V.: Im Magen-Darm-Trakt finden sich v. a. α-Rezeptoren. Noradrenalin führt hier zu einer Verengung der Gefäße.

88. **Lösung (B) ist korrekt.** Bei einem Ausfall des Gesichtsnervs entfällt die schalldämpfende Wirkung des M. stapedius. Geräusche werden dann lauter wahrgenommen (Hyperakusis). Vom Trommelfell werden die Schwingungen zunächst an den Hammer weitergeleitet. Sind die Gehörknöchelchen allerdings geschädigt, kommt es zu einer Störung der Schallweiterleitung. Die Umwandlung von Schallwellen in Nervenreize erfolgt erst später, im Mittelohr. Die Paukenhöhle bildet keinen abgeschlossenen Raum, sondern ist über die Tube mit dem Rachenraum verbunden. Gegebenenfalls können über diese Verbindung auch Krankheitserreger aufsteigen.

89. **Lösung (C) ist korrekt.** Monozygote Zwillinge entstehen aus einer einzigen befruchteten Eizelle mit einem spezifischen Erbgut. Die Eizelle trennt sich erst nach der Befruchtung in den ersten Tagen der Entwicklung. Beide Zwillinge tragen daher das Erbgut der ursprünglich befruchteten Zelle und sind zu 100% genetisch identisch. Im Gegensatz dazu unterscheiden sich dizygote Zwillinge in ihrer Genetik nicht weniger als normale Geschwister.

90. **Lösung (C) ist korrekt.** Wird die C.H. vom Vater vererbt, ist wegen der paternalen Antizipation eine höhere Anzahl der Repeats zu erwarten. Da eine höhere Anzahl mit einem niedrigeren Erkrankungsalter assoziiert ist, sind erste Symptome bei väterlicher Vererbung früher zu erwarten als bei mütterlicher Vererbung. Betroffene sind bis zum Erkrankungsalter völlig unauffällig. Nur ein Gentest kann Hinweis auf die Erkrankung geben.
zu I.: Wegen der beschriebenen paternalen Antizipation wird der Sohn höchstwahrscheinlich mehr Repeats aufweisen als der Vater. Es ist somit wahrscheinlich, dass er symptomatisch erkrankt.

91. **Lösung (E) ist korrekt.** Da Calcitonin die Einlagerung von Kalzium in den Knochen induziert, kann es auch bei erhöhtem Blutspiegel von Calcium gegeben werden. Eine Überfunktion der Nebenschilddrüse bedeutet eine vermehrte Produktion und Freisetzung von Parathormon. Dies hat eine vermehrte Stimulation von Osteoklasten zufolge, die den Knochen abbauen. Ein Schilddrüsenhormon-Mangel verringert das Längenwachstum des Knochens und kann demnach eine Ursache von Kleinwuchs sein. In den Wechseljahren sinkt bei Frauen das Sexualhormon Östrogen, was mit einer verringerten Osteoblasten-Aktivität einhergeht. Das System gerät aus dem Gleichgewicht und die substanzabbauenden Osteoklasten überwiegen. Es kommt zur Verminderung der Knochendichte und erhöhter Bruchanfälligkeit (Osteoporose).

92. Lösung (B) ist korrekt. Botulinum-Toxin wirkt direkt an den Nervenendigungen, wo es die Signalübertragung stört.

93. Lösung (A) ist korrekt.
Zu I.: Die Oozyte erster Ordnung reift vor der Geburt bis zum Diktyotän der Meiose und verharrt dann in diesem Ruhestadium bis zur Pubertät.
Zu II.: Mit jedem Zyklus der Frau wird in der Regel eine Eizelle aus dem Eierstock freigesetzt durch einen Eisprung.
Zu III.: Die Oogonie ist die Urkeimzelle, die noch nicht in die Meiose eingetreten ist und damit auch noch keinen halbierten Chromosomensatz hat.
Zu IV.: Die meisten Eizellen existieren noch vor der Geburt, im dritten Schwangerschaftsmonat. Zum Zeitpunkt der Geburt sind es bereits 4–6 Millionen Eizellen weniger.
Zu V.: Die Anzahl der Eizellen sinkt von 2 Millionen auf 400.000. Anhand einfacher Prozentrechnung lässt sich erkennen, dass die Eizellen auf 20% reduziert werden.
$400.000 \div 2.000.000 \times 100 = 20$

94. Lösung (B) ist korrekt.
Zu I.: Ein Patient mit der Blutgruppe 0 bildet sowohl gegen A als auch gegen B Antikörper. Blut mit diesen Blutgruppen darf ihm daher auf keinen Fall übertragen werden.
Zu II.: Ein Patient mit der Blutgruppe AB bildet keine Antikörper. Er darf daher prinzipiell Blut aller Blutgruppen erhalten.
Zu III.: Wenn die Informationen für die Antigentypen A und B vererbt werden, setzen sich beim Kind beide Typen durch und die Blutgruppe AB entsteht.
Zu IV.: Der Antigentyp B setzt sich gegenüber dem Typ 0 stets durch. Das Kind hätte die Blutgruppe B.

95. Lösung (E) ist korrekt. Diese Aussage ist dem Text nicht zu entnehmen, vielmehr beeinträchtigt ein Ausfall des Gastrins durch die Vernetzung der Faktoren die gesamte Säureproduktion.

96. Lösung (E) ist korrekt.
Zu I.: Beim Diabetes mellitus kommt es durch den Insulinmangel zum Verbleib der Glucose im Blut und damit zu einem erhöhten Blutzuckerspiegel.
Zu II.: Beim Diabetes mellitus wird genügend Glucose mit der Nahrung aufgenommen, sie erreicht allerdings ihr Zielgewebe nicht, sondern verbleibt im Blut.
Zu III.: Beim Typ 1-Diabetes werden die Beta-Zellen zerstört und können nicht medikamentös angeregt werden. Die einzige Möglichkeit besteht in der Zufuhr von Insulin.
Zu IV.: Im Gegensatz zum Typ 1 ist beim Typ 2 zu Beginn der Erkrankung der Insulinspiegel im Blut normal. Die Zellen sind allerdings unempfindlicher gegen Insulin.
Zu V.: Bei einem absolut erniedrigten Insulinspiegel im Blut kommt es zur Freisetzung von Fettsäuren. Dadurch droht eine gefährliche Stoffwechselentgleisung, die Ketoazidose.

6.5 FÜNFTE SIMULATION

97. Lösung (C) ist korrekt. Bei einer Läsion des Chiasma Optikums werden die kreuzenden nasalen Nervenfasern zerstört, die die Informationen der temporalen Gesichtsfelder tragen. Dieses Syndrom nennt man Scheuklappenphänomen. Es tritt häufig bei Hypophysenadenomen auf.

98. Lösung (D) ist korrekt. Zunächst liegen zwei Zwei-Chromatid-Chromosomen vor, jeweils eines von der Mutter bzw. vom Vater. In der 1. Reifeteilung entstehen zwei Zellen, die jeweils ein mütterliches bzw. ein väterliches Zwei-Chromatid-Chromosom enthalten. In der zweiten Reifeteilung wird jedes Zwei-Chromatid-Chromosom getrennt, sodass jeweils zwei Ein-Chromatid-Chromosomen entstehen. Hier unterläuft ein Fehler. Während die Ein-Chromatid-Chromosomen der linken Zelle sich nach der Teilung jeweils in getrennten Zellen befinden, verbleiben die Chromatiden der rechten Zelle in einer Zelle, während die andere Zelle kein Chromosom 21 enthält. So entstehen in Folge dieser Meiose vier Zellen, wovon zwei einen normalen Chromosomensatz enthalten, sodass die Wahrscheinlichkeit, ein gesundes Kind zu bekommen 50 % entspricht. Eine Zelle enthält ein überschüssiges Chromosom 21, sodass die Wahrscheinlichkeit ein Kind mit Down-Syndrom zu bekommen 25 % entspricht. Eine Zelle enthält zwar kein einziges Chromosom 21, da allerdings bei der Befruchtung ein Chromosom 21 vom Spermium eingebracht wird, entsteht in keinem Fall eine Zelle ohne Chromosom 21 nach der Befruchtung.

99. Lösung (A) ist korrekt. Löst sich ein Blutgerinnsel in einer Beinvene, also in der Körperperipherie, folgt es dem Blutfluss des großen Körperkreislaufs zum Herzen. Da sich der Gefäßdurchmesser auf diesem Weg vergrößert, kann das Gerinnsel hier nicht in der Beinvene stecken bleiben. Über die Hohlvene erreicht das Gerinnsel das rechte Herz und wird in die Lungenarterien des kleinen Kreislaufs ausgeworfen. Da sich die Gefäße nun vom Herzen entfernen und sich somit ihr Durchmesser verkleinert, kann das Gerinnsel eine Lungenarterie verschließen, sodass es zur Lungenembolie kommt.

100. Lösung (C) ist korrekt. Bei einer Rechtsherzinsuffizienz ist das Herz nicht mehr in der Lage, genügend Blut in die Lunge auszuwerfen, sodass sich dieses über die Hohlvene in der Körperperipherie zurückstaut. Somit kommt es zu Beinödemen und zu Schwellungen der Bauchorgane, während ein Lungenödem Symptom einer Linksherzinsuffizienz ist.

101. Lösung (C) ist korrekt. Wird ein kleiner Teil der Kalium-Natrium-ATPase gehemmt, werden weniger Natriumionen aus der Zelle hinaus- und weniger Kaliumionen in die Zelle hineinbefördert. Somit verringert sich die Differenz der inneren und äußeren Natriumionen-Konzentration. Dadurch arbeitet der Calcium-Natrium-Austauscher langsamer, wodurch sich Calciumionen im Inneren der Zelle ansammeln. Die erhöhte Calciumkonzentration im Zellinneren führt somit zur erhöhten Schlagkraft des Herzens, sodass Herzglykoside als Medikament gegen Herzinsuffizienz verabreicht werden. Wird ein zu großer Teil der Natrium-Kalium-ATPase durch eine zu hohe Konzentration an Herzglykosiden gehemmt, kann es zum Herzstillstand kommen.

102. Lösung (E) ist korrekt.

- Da der Gelbkörper durch Progesteron- und Östrogenproduktion die Schwangerschaft aufrechterhält, führt eine Blockade der Progesteronrezeptoren und damit der Progesteronwirkung zum Schwangerschaftsabbruch.
- Da LH den Eisprung veranlasst, bleibt der Eisprung aus, wenn man die Bildung von LH verhindert.
- FSH ist für die Reifung der Eizelle verantwortlich.
- Da während der Schwangerschaft die Östrogen- und Progesteronkonzentration durch den Gelbkörper hoch ist, ist die Konzentration an FSH und LH niedrig.
- Da die Progesteronkonzentration während der Schwangerschaft hoch ist, kann Progesteron die Abstoßung der Gebärmutterschleimhaut, in die sich die Eizelle eingenistet hat, nicht beschleunigen, Antwort E ist inkorrekt.

103. Lösung (B) ist korrekt.

- Ein Riss der Arteria meningea Media führt zu einer Epiduralblutung, weil der Bluterguss sich über der Dura mater befindet.
- Bei einem Riss der Arteria cerebri erfolgt die Blutung unter der Arachnoidea, sodass diese Blutung als Subarachnoidalblutung bezeichnet wird.
- Da die Arteria cerebri im hirnflüssigkeitsgefüllten Spalt zwischen Arachnoidea und Pia mater verläuft, ist bei ihrem Riss Blut in der Hirnflüssigkeit nachweisbar.
- Ein epiduraler Bluterguss bildet sich durch Blutung aus der Arteria meningea media, während sich ein subduraler Bluterguss durch Blutung aus den Brückenvenen ergibt. Da in Arterien ein höherer Druck herrscht als in Venen, bildet sich ein epiduraler Bluterguss schneller als ein subduraler Bluterguss.
- Da die Arteria meningea media keinen Kontakt zur Hirnflüssigkeit hat, ist kein Blut in der Hirnflüssigkeit nachweisbar.

104. Lösung (D) ist korrekt.

- Da Johanniskraut die Funktion der CYP450 Enzyme steigert, wird „die Pille" schneller abgebaut, sodass sie ihre Wirkung verliert und es zu einer ungewollten Schwangerschaft kommen kann.
- Durch den Verzehr von Johanniskraut mit Betablockern wird das Blutdruckmittel schneller abgebaut und kann daher nicht mehr so gut wirken.
- Durch große Mengen an Grapefruitsaft wird die Funktion der CYP450 Enzyme herunterreguliert, sodass bei gleichzeitigem Verzehr von Codein dieses langsamer zu Morphin aktiviert wird. Codein büßt zwar somit seine Wirkung als Hustenmittel ein, der gemeinsame Verzehr ist aber unbedenklich, da ein Atemstillstand nicht zu befürchten ist.

105. Lösung (C) ist korrekt. Da Informationen aus dem linken Gesichtsfeld in der rechten Gehirnhälfte verarbeitet werden und der Patient durch das Greifen des richtigen Gegenstands beweist, dass er den Text verstanden hat, muss auch das sensorische Sprachzentrum, also das Wernicke-Areal, in der rechten Gehirnhälfte liegen. Da aber die Sprachproduktion, also das Broca-Areal, in der linken Hirnhälfte lokalisiert ist, kann der Patient nicht verbalisieren, welches Wort projiziert wurde, da die Kommunikation zwischen beiden Hirnhälften unterbunden ist. Durch diese Anordnung der Sprachzentren würde die Projektion des Wortes in das linke Gesichtsfeld nicht zum selben Ergebnis führen.

106. **Lösung (A) ist korrekt.** Da die A-Bande der Länge des Myosins entspricht, bleibt diese auch bei Kontraktion konstant. Die H- und I- Bande hingegen verkürzen sich durch das Ineinandergleiten der Filamente.

107. **Lösung (C) ist korrekt.**
   - Da Frauen zwei X-Chromosome besitzen, ist die Wahrscheinlichkeit, dass gleich beide Chromosomen den Gendefekt tragen, sehr gering. Da Männer dagegen nur ein X-Chromosom besitzen, erkranken sie an Muskeldystrophie Duchenne, sobald dieses den Gendefekt trägt, weil das Y-Chromosom den Fehler nicht ausgleichen kann. Somit erkranken Frauen deutlich seltener an Muskeldystrophie Duchenne als Männer.
   - Ein Mann, der an Muskeldystrophie Duchenne leidet, besitzt ein erkranktes X-Chromosom und ein Y-Chromosom. Seine Töchter, die das defekte X-Chromosom erhalten, können Trägerinnen des Defekts sein, ohne selbst zu erkranken. Seine Söhne, denen er nur das Y-Chromosom vererbt, sind gesund. Somit kann ein an Muskeldystrophie Duchenne erkrankter Mann gesunde Kinder bekommen und eine Frau kann Trägerin eines defekten Gens sein, ohne selbst erkrankt zu sein.

108. **Lösung (E) ist korrekt.**

109. **Lösung (E) ist korrekt.**
   - Wird Phenylalanin nicht mehr zu Tyrosin durch die Phenylalaninoxidase umgewandelt, kann in der Folge auch kein Melanin entstehen, sodass Patienten mit Phenylketonurie einen eingeschränkten Schutz vor UV-Strahlung haben.
   - Kann Tyrosin nicht vom Körper hergestellt werden, so muss diese Aminosäure mit der Nahrung aufgenommen werden, sodass bei Menschen, die an Phenylketonurie leiden, Tyrosin eine essenzielle Aminosäure darstellt.
   - Kann Phenylalanin nicht mehr zu Tyrosin umgewandelt werden, ist der einzig andere Abbauweg der zu Phenylbrenztraubensäure, sodass bei Menschen mit Phenylketonurie hohe Konzentrationen an Phenylbrenztraubensäure im Blut nachweisbar sind.

110. **Lösung (B) ist korrekt.**
   - T2 entspricht dem **semiconservative model**, T1 dem **conservative model** und T3 dem **dispersive model.** Im semiconservative model T2 entstehen nach der ersten Replikation zwei gleich schwere DNA-Moleküle, die jeweils aus einem leichten und einem schweren Strang bestehen, sodass nach der Zentrifugation nur eine Bande zu sehen wäre. Nach der zweiten Replikation entstehen DNA-Moleküle, die nur aus schweren Strängen bestehen und wiederum DNA-Moleküle, die jeweils aus einem leichten und einem schweren Strang bestehen. Nach der Zentrifugation wären zwei Banden zu sehen. Somit entspricht T2-E3.

- Im conservative model T1 entstehen nach der ersten Replikation ein schweres und ein leichtes DNA-Molekül, also wären nach der Zentrifugation zwei Banden zu sehen. Auch nach der zweiten Replikation gibt es schwere und leichte DNA-Moleküle, sodass wiederum nach der Zentrifugation zwei Banden entstehen würden. Somit entspricht T1-E2.
- Im dispersive model T3 entstehen sowohl nach der ersten, als auch nach der zweiten Replikation DNA-Moleküle, die sich nicht durch ihr Gewicht von einander unterscheiden. Somit entspricht T3-E1.

111. **Lösung (C) ist korrekt.** Der rechte Gyrus praecentralis versorgt die Nuclei nervi facialis, die die Muskulatur der oberen rechten und linken Gesichtshälfte steuern. Außerdem versorgt er den Nucleus nervi facialis, der die Muskulatur des linken unteren Teils des Gesichts steuert. Fällt der rechte Gyrus praecentralis aus, kann nur der linke untere Teil des Gesichts nicht mehr bewegt werden, weil die Nuclei nervi facialis der oberen Gesichtsanteile auch vom linken Gyrus praecentralis versorgt werden und somit nicht komplett ausfallen.

112. **Lösung (E) ist korrekt.** Wird der NKCC-Symporter blockiert, werden weniger Kalium-, Natrium-, und Chloridionen aus dem Primärharn ins Blut zurückresorbiert. Verbleiben mehr Ionen im Harn, so verbleibt auch mehr Wasser im Harn. Somit wird mehr Urin ausgeschieden und der Blutdruck wird gesenkt. Durch die erhöhte Natriumkonzentration im Primärharn arbeiten verstärkt die Natriumkanäle am Ende des Schlauchsystems, sodass vermehrt Kaliumionen dem Blut entzogen werden. Die Kalium-Konzentration im Blut sinkt.

113. **Lösung (B) ist korrekt.**
    - Die Kombination eines bakteriostatischen mit einem sekundär bakteriziden Antibiotikum ist nicht sinnvoll, da das sekundär bakterizide Antibiotikum nur Bakterien abtöten kann, die sich im Wachstum befindet, während das bakteriostatische Antibiotikum bakterielles Wachstum unterbindet. Somit hemmt das bakteriostatische Antibiotikum die Wirkung des sekundär bakteriziden Antibiotikums.
    - Ein Antibiotikum, das die Synthese der bakteriellen Zellwand hemmt, wirkt sekundär statt primär bakterizid, da die Zellwand beim Wachstum eines Bakteriums neu gebildet werden muss.
    - Die Kombination eines primär und sekundär wirkenden Antibiotikums ist sinnvoll, da sowohl ruhende als auch sich vermehrende Bakterien erfasst werden.

114. **Lösung (E) ist korrekt.**
    - Hat der Patient beim Rinne-Versuch den Ton zunächst über Knochenleitung wahrgenommen, kann keine Schädigung des Hörnerves vorliegen.
    - Da ein Ton im Rinne-Versuch über Luftleitung länger wahrgenommen werden kann als über Knochenleitung, lässt sich daraus schließen, dass bei der Luftleitung der Schall verstärkt wird im Vergleich zur Knochenleitung.
    - Bei einer Beschädigung des Trommelfells kann Schall noch über Knochenleitung wahrgenommen werden.
    - Nimmt ein Patient beim Rinne-Versuch keinen Ton wahr, kann die Schädigung nicht nur

im Innenohr, sondern auch im Hörnerv oder im Gehirn lokalisiert sein.
- Ist das Trommelfell beschädigt, kann der Schall nur noch über den Knochen und nicht mehr über die Luft übertragen werden.

115. Lösung (C) ist korrekt.
- Der Hämatokrit kann durch eine gesteigerte Produktion an sauerstofftransportierenden roten Blutkörperchen erhöht werden. So kann mehr Sauerstoff in großen Höhen ins Blut aufgenommen werden.
- Eine Flüssigkeitsinfusion erhöht das Blutvolumen, während die Anzahl an Erythrozyten konstant bleibt, der Hämatokrit sinkt folglich.
- Durch die Einnahme von Diuretika sinkt das Blutvolumen, während die Anzahl an Erythrozyten konstant bleibt. Der Hämatokrit steigt folglich an.

116. Lösung (C) ist korrekt.
- Wäre kein 2,3-Bisphosphoglycerat im Körper vorhanden, würde der Übergang vom Relaxed in den Tense-Zustand und somit die Abgabe von Sauerstoff an das Gewebe erst bei niedrigeren Sauerstoff-Konzentrationen erfolgen und der Körper würde schlechter mit Sauerstoff versorgt werden.
- Da Myosin für die Speicherung des Sauerstoffs im Muskel verantwortlich ist, muss der Sauerstoff zunächst dem Hämoglobin im Blut entrissen werden. Somit muss Myosin Sauerstoff stärker binden können als Hämoglobin.
- Wird Milchsäure unter körperlicher Anstrengung im Muskel produziert, bewirkt diese einen schnelleren Übergang des Hämoglobins in den Tense-Zustand, sodass mehr Sauerstoff an den Muskel abgegeben wird.

117. Lösung (A) ist korrekt.
- Noradrenalin führt über α_1 Adrenozeptoren zu einer Verengung der Blutgefäße und zu einer Steigerung der Herzleistung und somit zu einer Steigerung des Blutdrucks.
- Weder Adrenalin noch Noradrenalin führen zu einer Blutdrucksenkung.
- Während Adrenalin dieselben Wirkungen auf α_1- und β_1 Adrenozeptoren zeigt wie Noradrenalin, weitet es durch seine hohe Affinität zu β_2 Adrenozeptoren die Blutgefäße der Muskulatur. Hierdurch steigt der Blutdruck langsamer.
- Aus den zuvor beschriebenen Gründen kann Adrenalin bei einem anaphylaktischen Schock zur Hebung des Blutdrucks verabreicht werden.
- Adrenalin führt zu einer Steigerung der Herzfrequenz.

118. Lösung (E) ist korrekt.
- Da am Rande des Gesichtsfeld die lichtempfindlichen Stäbchen vorkommen, können dort schwache Lichtquellen besser wahrgenommen werden..
- Da am Ort des schärfsten Sehens ausschließlich Zapfen vorkommen, führt ein Defekt dieser Sinneszellen zu einer deutlichen Minderung des Visus.
- Bei Menschen mit Rot-Grün-Schwäche liegt eine Störung der Zapfen vor.

119. Lösung (C) ist korrekt.

- Calcium wird durch eine verminderte Osteklastentätigkeit, vermittelt durch Calcitonin, gespeichert. Nicht durch vermehrte Osteoblastentätigkeit.
- Bei einer Nebenschilddrüsenunterfunktion wird weniger Parathormon ausgeschüttet, welches die Mobilisierung von Calcium über vermehrte Osteklastentätigkeit induziert. Somit sind erniedrigte Calciumwerte im Blut festzustellen.
- Da Calcitonin den Knochenaufbau fördert, kann dieses gegen Knochenschwund eingenommen werden.

120. Lösung (E) ist korrekt.

- Wird Naltrexon zusammen mit Morphin geschluckt, blockiert es nur die μ-Opioidrezeptoren im Darm und beugt so Verstopfungen vor. Da Naltrexon in der Leber abgebaut wird, bevor es die μ-Opioidrezeptoren im zentralen Nervensystem erreicht kann Morphin dort jedoch weiterhin seine Wirkung entfalten.
- Da Naltrexon μ-Opioidrezeptoren blockiert, kann es als Gegengift zu Morphin verabreicht werden.
- Da Morphin bei gleichzeitiger Anwesenheit von Naltrexon im Blut nicht mehr wirken kann, wird dessen Wirkung aufgehoben. Da die Halbwertszeit von Naltrexon jedoch deutlich kürzer ist, als die von Morphin ist diese Hemmung nur temporär.

BUCHEMPFEHLUNGEN

7. BUCHEMPFEHLUNGEN

Weitere, ausführliche Informationen zu unseren Büchern, Seminaren und Online-Lernangeboten erhältst Du auf unserer Homepage ***www.medgurus.de***. Wenn Du mehr Informationen, Bilder oder Leseproben zu den unten aufgeführten Büchern unserer TMS, EMS und MedAT Buchreihen erhalten willst, folge einfach dem QR-Link neben dem jeweiligen Buch.

7.1 DIE KOMPLETTE TMS BUCHREIHE

TMS & EMS – DER LEITFADEN – Tipps, Tricks und Lösungsstrategien für den Medizinaufnahmetest in Deutschland und der Schweiz

- Lösungsstrategien zu allen Untertests werden anhand anschaulicher Beispiele und Musteraufgaben erklärt
- Zahlreiche Übungsaufgaben zu allen Untertests
- Allgemeine Bearbeitungstipps und Tricks für den TMS & EMS
- Alle Infos rund um den TMS & EMS inkl. Erfahrungsberichten

TEXTVERSTÄNDNIS IM TMS & EMS – DAS ÜBUNGSBUCH

- Medizinische Übungstexte zu TMS und EMS relevanten Themen
- Lösungsstrategien, Tipps und Tricks zur effizienten Bearbeitung
- Integrierter Lernplan mit Auswertungsbogen

KONZENTRIERTES UND SORGFÄLTIGES ARBEITEN IM TMS & EMS – DAS ÜBUNGSBUCH

- Testrelevante Konzentrationstests mit Lösungsschlüssel
- Tipps für eine effizientere und schnellere Bearbeitung

MUSTER ZUORDNEN IM TMS & EMS – DAS ÜBUNGSBUCH

- Analyse der EMS & TMS Aufgaben mit Verweisen auf typische Fehlerquellen
- Erklärung der Bearbeitungsstrategie anhand von Musterbeispielen
- Zahlreiche, testrelevante Übungsaufgaben mit kompletten Simulationen

SCHLAUCHFIGUREN IM TMS & EMS – DAS ÜBUNGSBUCH

- Zahlreiche, erprobte Übungsaufgaben für ein ausgiebiges Training
- Genaue Analyse der typischen Fallen und Fehlerquellen im TMS & EMS
- Tipps für eine effizientere und schnellere Bearbeitung

FIGUREN UND FAKTEN LERNEN IM TMS & EMS – DAS ÜBUNGSBUCH

- Zahlreiche, aktualisierte Übungsaufgaben für ein ergiebiges Training
- Schritt-für-Schritt Erklärungen zu den wichtigsten Mnemotechniken
- Tipps und Tricks für eine effizientere und schnellere Bearbeitung

TABELLEN UND DIAGRAMME IM TMS & EMS – DAS ÜBUNGSBUCH

- Zahlreiche, testnahe und lektorierte Übungsaufgaben
- Musterlösungen zu allen Übungsaufgaben
- Lösungsstrategien, Tipps und Tricks zur effizienten Bearbeitung

TMS IN DEUTSCHLAND – DIE KOMPLETTE SIMULATION

- Dieses Buch enthält eine komplette Simulation des TMS in Deutschland.
- Alle Aufgaben wurden vor der Veröffentlichung unter realen Testbedingungen getestet und den aktuellen Ansprüchen des TMS angepasst.

TMS & EMS – MATHE LEITFADEN – Quantitative und formale Probleme

- Das komplette relevante Mathe-Basiswissen für den TMS & EMS
- Lösungsstrategien und Grundaufgabentypen für den TMS & EMS
- Zahlreiche aktuelle Übungsaufgaben mit Musterlösungen

7.2 DIE MEDAT BUCHREIHE

Unsere MedAT Buchreihe wird jährlich aktualisiert und umfasst folgende Bücher:

- MedAT - Der Leitfaden
- Manuelle Fähigkeiten im MedAT-Z - Der Leitfaden
- Kognitive Fähigkeiten und Fertigkeiten im MedAT
- Textverständnis im MedAT
- MedAT - Die komplette Simulation

7.3 VORBEREITUNGSSEMINARE

Seit 2007 bieten wir studentische Vorbereitungskurse zu fairen Preisen für den EMS, TMS und den MedAT an. In unseren Seminaren stellen wir effiziente Bearbeitungsstrategien zu den einzelnen Untertests vor und trainieren diese mit den Teilnehmern anhand von Beispielaufgaben ein. Video Tutorials, Allgemeine Informationen zum EMS, TMS und MedAT, sowie Informationen zu unserem Kursangebot und unseren Übungsbüchern findest Du auf unserer Homepage ***www.medgurus.de***.

LITERATURVERZEICHNIS

8 LITERATURVERZEICHNIS

Aktories, K. et al.: *Allgemeine und spezielle Pharmakologie und Toxikologie.* 11. Auflage. Urban und Fischer Verlag 2013

Alberts, B.: *Lehrbuch der molekularen Zellbiologie.* Weinheim: Wiley-VCH 2012

Behrends, J. C.: *Physiologie.* 2. Auflage. Ort: Georg Thieme Verlag 2012

Bender, A.: *Kurzlehrbuch Neurologie.* München: Elsevier 2013

Buser, K.,/Schneller,T./Wildgrube, K.: *Kurzlehrbuch Medizinische Psychologie Medizinische Soziologie.* 6. Auflage. München: Elsevier 2007

Dettmeyer, R./ Verhoff, M.: *Rechtsmedizin.* Heidelberg: Springer 2011

Gätje, R.: *Kurzlehrbuch Gynäkologie und Geburtshilfe.* Stuttgart: Thieme Verlag 2011

Grifka, J./ Krämer, J.: *Orthopädie Unfallchirurgie.* 9. Auflage. Berlin: Springer Verlag 2013

Groß, U.: *Kurzlehrbuch Medizinische Mikrobiologie und Infektiologie.* 1. Auflage. Stuttgart: Thieme Verlag 2006

Hahn, G.-A.: *Kurzlehrbuch Augenheilkunde.* Stuttgart: Thieme Verlag 2012

Hauber, H.: *Linder Biologie.* Gesamtband. Braunschweig: Schroedel 2010

Herdegen, T.: *Kurzlehrbuch Pharmakologie und Toxikologie.* Stuttgart: Thieme Verlag 2008

Huppelsberg, J./ Walter, K.: *Kurzlehrbuch Physiologie.* 2. Auflage. Stuttgart: Thieme Verlag 2005

Kirsch, J. et al.: *Kursheft Sonographie.* 9. Auflage. Heidelberg: Universität Heidelberg 2015

Königshoff, M./ Brandenburger T.: *Kurzlehrbuch Biochemie.* 2. Auflage. Stuttgart: Thieme Verlag 2007

Lüllmann-Rauch, T R.: *Taschenlehrbuch Histologie.* 4. Auflage. Stuttgart: Thieme Verlag 2012

Muntau, A.C.: I*ntensivkurs Pädiatrie.* 5. Auflage. München: Urban & Fischer 2009

Poeggel, G.: *Kurzlehrbuch Biologie.* Stuttgart: Thieme Verlag 2005

Rassow, J. et al.: *Biochemie.* 3. Auflage. Stuttgart: Thieme Verlag 2012

Reece, J. B. et al.: *Campbell Biology Australian and New Zealand version.* 10. Auflage. Pearson Higher Education AU 2014

Schaaf, C.P./ Zschocke, J.: *Basiswissen Humangenetik.* Heidelberg: Springer Verlag 2008

Schmidt, R. F. et al.: *Physiologie des Menschen.* 31. Auflage. Springer Medizin Verlag 2010

Schumpelick, V.: *Kurzlehrbuch Chirurgie.* 8. Auflage. Stuttgart: Thieme Verlag 2010

Schünke, M. et al.,: *Prometheus Kopf Hals und Neuroanatomie.* 2. Auflage. Stuttgart: Thieme Verlag 2009

Schünke, M. et al.: *Prometheus Allgemeine Anatomie und Bewegungssystem*. 3. Auflage. Stuttgart: Thieme Verlag 2011

Schünke, M./ Schulte, E./Schumacher, U.: *Prometheus Lernatlas der Anatomie*. 3. Auflage. Stuttgart: Thieme Verlag 2011

Silbernagl, S., & Despopoulos, A. (2012). Taschenatlas Physiologie. Stuttgart [u.a.]: Thieme.

Ulfig, N.: *Kurzlehrbuch Histologie*. 3. Auflage. Stuttgart: Thieme Verlag 2011

Wikipedia Blutalkoholkonzentration (2015). https://de.wikipedia.org/wiki/Blutalkoholkonzentration. Zugriff am 29.12.2015

Zeeck, A.: *Chemie für Mediziner*. 6. Auflage. München: Urban & Fischer 2005

RAUM FÜR NOTIZEN